buch & media

Hippolyte

Mein Busen

Kriminalabenteuer
aus den OPs der
Plastischen Chirurgie

buch & media

Weitere Informationen über den Verlag und sein Programm unter:
www.buchmedia.de

September 2015
Buch&media GmbH, München

Umschlaggestaltung unter Verwendung des Gemäldes »Madonna«
von Edvard Munch
Printed in Germany
ISBN 978-3-95780-043-5

Inhalt

Prolog

Jede Frau hat einen Busen.

Klein, groß, echt, falsch, schön, hässlich, schlaff, hängend, straff, jung, alt …

Operiert oder nicht operiert.

Auch ich habe einen Busen.

Ich habe ihn dreimal operieren lassen.

Das erste Mal als Jugendliche im Alter von 19 Jahren. Keine Schönheitsoperation, nicht aus Jux und Tollerei, sondern aus medizinischen Gründen. Genetisch bedingt hatte sich bei mir in der Pubertät eine Hypertrophie, ein übergroßes Wachstum meiner Brust, entwickelt.

Diese Operation war ein voller Erfolg.

Für die nächste Operation im Alter von 57 Jahren war vielleicht ein wenig Eitelkeit der Anlass. Darüber hinaus jedoch auch eine medizinische Notwendigkeit. Nach dreieinhalb Jahrzehnten war mein Busen wieder zu gewaltigen Dimensionen herangewachsen, die auch nicht mehr mit den Proportionen meines übrigen Körpers zusammenpassten.

Diese Operation wurde ein gründlicher Misserfolg.

Trotzdem und gerade deshalb zeigten meine Operateure ein umfassendes Bemühen, mich mit subtilen Manipulationsversuchen bis hin zu offensichtlichen Täuschungsmanövern vom Gegenteil zu überzeugen. Damit wurde aus der simplen Brustverkleinerungsoperation ein Kriminalabenteuer.

Die dritte und letzte Operationsrunde acht Monate später ging schließlich wieder gut aus. Dieses Ergebnis habe ich allerdings weitgehend meinem Kampfgeist, Durchsetzungswillen und detektivischem Spürsinn zu verdanken. Zusätzlich waren mir meine Erfahrungen als Ärztin aus über 30 Jahren Tätigkeit nützlich.

Denn als Fachärztin für Psychosomatische Medizin und Psychiatrie, Psychotherapeutin und Psychoanalytikerin bin ich mit der Welt von Krankenhäusern und der universitären Medizin vertraut. Mit wachen Sinnen habe ich daher so manches beobachten und entdecken können, was anderen Patienten entgangen wäre.

Ich habe meine Erlebnisse aufgeschrieben, weil sie in ihrer Art ungewöhnlich und ziemlich einzigartig sein dürften. Gleichzeitig bin ich überzeugt, dass sich einige Aspekte dieser Erfahrungen schon häufig ereignet haben und sich noch häufiger ereignen können. In allen Sparten der Medizin, keineswegs nur in den OPs der Plastischen Chirurgie.

Somit kann ich mein Busenabenteuer zwar als Unterhaltungslektüre empfehlen, dennoch auch als ein ernsthaftes Lehrstück. Eine dringliche Warnung an alle, die sich in einen Operationssaal begeben müssen, in Narkose operiert werden oder sich auch nur der Autorität eines Arztes anvertrauen wollen.

Trotz aller Strapazen, die mir meine letzte Busenoperation beschert hat, habe ich seit meiner Jugend schon sehr von den Möglichkeiten der Plastischen Chirurgie profitiert und bin von deren Nutzen überzeugt. So soll die Geschichte meines Busens auch andere zu einem überlegten Einsatz dieser Chancen der heutigen Medizin motivieren.

Als überzeugte Vertreterin der Medizin, die sich in der Psychosomatik mit den Wechselwirkungen zwischen Geist, Psyche und Körper beschäftigt, muss ich gleichzeitig auch auf die Grenzen der Schönheitschirurgie hinweisen. Kein noch so straffer Busen oder perfekt geliftetes Face können einen müden Geist verbergen. Selbst ein plastisch-chirurgisch umfassend überarbeiteter Körper wird in Haltung und Bewegungen immer noch eine gelangweilte Psyche spiegeln.

Die Geschichte meines Busens hat sich so, wie sie hier zu lesen ist, abgespielt. Genau so und nicht anders. Ich habe nichts erfunden oder erdichtet, ich habe an keiner Stelle übertrieben oder wichtige Details verschwiegen. Viele Zitate konnte ich wörtlich wiedergeben, andere treffen in Sinn und Tenor die Worte der Akteure. Für die Lesbarkeit als Kriminalabenteuer habe ich Kleinigkeiten umgestellt.

Es ist nicht meine Absicht, die Protagonisten der Ereignisse an den Pranger zu stellen. Es würde niemandem nutzen, Häme und Schadenfreude der ärztlichen Kollegen zu provozieren. Daher habe ich meine Kreativität und Fantasie bemüht, um die Schauplätze des Geschehens und die Identität aller Beteiligten zu kaschieren.

Im Interesse meiner Patienten muss ich auch für mich die Anonymität wahren. Obwohl ich mit 60 Jahren das Alter erreicht habe, in dem die Mehrzahl der Berufstätigen schon auf den ersehnten Ruhestand wartet, beabsichtige ich noch zahlreiche Jahre in meinem Beruf tätig zu sein. Nicht zuletzt als mentales Anti-Aging. Wenn sich meine Patienten zukünftig an meinem Busenabenteuer erfreuen könnten, wäre das in keiner Weise mit der Forderung nach professioneller Neutralität und Abstinenz in Psychotherapie und Psychoanalyse zu vereinbaren.

Daher stelle ich mich meinen Lesern unter dem Namen Hippolyte vor.

In der griechischen Mythologie war Hippolyte eine Königin der Amazonen, einem Volk von selbstständigen Frauen. Ohne Männer an ihrer Seite stellten sich diese dem Lebenskampf und verstanden im Krieg als Reiterinnen mit Pfeil und Bogen ebenso gewandt umzugehen wie andere Frauen mit dem Kochlöffel. Um sich beim Spannen des Bogens mit ihrem Busen nicht selbst im Wege zu stehen, sollen diese Frauen die drastische Lösung gewählt haben, schon den kleinen Mädchen die rechte Brust auszubrennen oder zu amputieren. Daher auch der Name: άμαζος – amazos, ohne Busen. In freier Interpretation das erste Beispiel einer Operation der Plastischen Chirurgie, durchgeführt von Chirurginnen in der Antike?

Um mein Busenabenteuer zu bestehen, habe ich mich vom Mut der Amazonen und ihrer Entschlossenheit inspirieren lassen.

Die medizinischen Fachbegriffe werden in einem Glossar erläutert. Wie in der Medizin üblich, habe ich in dem Buch für alle Patienten, weiblich wie männlich, die männliche Form gewählt.

Erbschaften

Die Geschichte meines Busens beginnt mit meiner Urgroßmutter Hannah. Ich sehe sie vor mir auf einem arrangierten Familienfoto, inmitten ihrer Familie, an der Seite ihres Gatten, einem Frauenarzt, vor sich ihre beiden Töchter.

Eine Frau, die das Selbstbewusstsein und die Selbstverständlichkeit der gutbürgerlichen Welt ausstrahlt. Ihren Kopf trägt sie stolz auf hochgerecktem Hals, das Kinn leicht gehoben, ihr volles Haar hat sie kunstvoll gesteckt. Die ebenmäßigen Gesichtszüge spiegeln gemessene Würde und Selbstachtung. Vielleicht keine Schönheit, aber eine Frau mit Ausstrahlung.

Was meine Blicke seit der Kindheit bannte, war jedoch etwas anderes. Unter einer fein plissierten, von einer edlen Brosche zusammengehaltenen Bluse, wölbt sich ein weit ausladender Busen, der mächtig und majestätisch Bewunderung fordert. Der Blick meines Urgroßvaters, einem aufrechten Mann mit energischem Fluidum, vermittelt den Eindruck, dass er die weiblichen Formen seiner Frau zu schätzen weiß.

Die beiden Töchter meiner Urgroßmutter, auf dem Foto noch kleine Mädchen, gingen in ihrem Leben unterschiedliche Wege. Gemeinsam war beiden die genetische Ausstattung ihrer Mutter mit einem ebenfalls übergroß angelegten Busen.

Meine Großtante Lotte, lebensfroh und extrovertiert, eine hochgewachsene Schönheit, heiratete nahezu von der Schule weg einen Gutsbesitzer und war zeitlebens bemüht, ihre Weiblichkeit zu leben und zu pflegen. Nach dem Krieg verarmt betätigte sie sich erfolgreich als Kosmetikberaterin. Bis zu ihrem Tod mit 92 Jahren zeigte sie selbst in fortgeschrittenem Alter mithilfe von straffen Korsagen und gekonnt angepassten – wenn nicht angesichts der Übergröße ihres Busens sogar maßgeschneiderten – Büstenhaltern eine wohlmodellierte Silhouette. Ich kenne sie als strahlende Erscheinung. Trotz knapper finanzieller Mittel in figurbetonte modische Kleidung verpackt war sie immer eine attraktive Frau, die mit erhobenem Haupt, das von einer zunächst blonden, später weißen Lockenpracht umrahmt war, durch ihr Leben schritt. Auch hochbetagt strahlte Tante Lotte noch Zufriedenheit mit sich und ihrem Erscheinungsbild aus.

Ganz anders meine Großmutter Eva. Klein, still und introvertiert stand sie im Schatten ihrer jüngeren Schwester Lotte. Seit Kindertagen war sie nach einem tragischen Unfall mit einer Pferdedroschke durch eine leicht gekrümmte Nase gekennzeichnet. Ihr Vater hatte für sie schon frühzeitig zum Lebensmotto erklärt:

»Wichtig ist das, was du in deinem Kopf hast, nicht das, was darauf ist.«

So nahm meine Großmutter ein Studium der Zoologie und Botanik auf, das sie mit einer Promotion abschloss. Bis ins hohe Alter ging sie ihren intellektuellen Hobbys wie Übersetzungen von Caesar und Cicero nach.

Wie ihre Mutter und Schwester war auch meiner Großmutter ein Busen von weit überdurchschnittlichem Ausmaß gegeben. Doch welch ein Unterschied. Eine amorphe, schlaffe Masse hing an ihr irgendwie herum und nach unten, eine Ansammlung von Gewebe und Fett, die jegliche Struktur und Form, wie sie an einem weiblichen Körper gewünscht werden, vermissen ließ. Ich kenne meine Großmutter nur in weiten, ich muss leider sagen, sackartigen Kleidern und düsteren Gewändern, dazu praktische Schnürschuhe. Obwohl sie von der Natur ebenso wie ihre Schwester Lotte mit prachtvollem Haar gesegnet war, presste sie dieses zeitlebens mit vielen Nadeln zu einem kleinen Knoten, ihrem »Kauz«, zusammen.

Bei diesen genetischen Vorgaben ihrer Ahnen nimmt es nicht wunder, dass auch meiner Mutter Luise hinsichtlich ihres Busens genau diese Konstitution mitgegeben war. Auch für sie hatte das biologische Vermächtnis übergroß angelegte Brüste vorgesehen. Darüber hinaus trugen drei Schwangerschaften, langes Stillen und eine zeitlebens mollige bis adipöse Figur dazu bei, dass ich seit meiner frühen Kindheit auch die Brust meiner Mutter nur als unförmiges Etwas kennengelernt hatte.

Immer wieder hörte ich sie über ihren »Busento« klagen, der ihr lästig war und den sie nach dem Beispiel ihrer Mutter nicht stolz zeigte oder gar schmückte, sondern lieblos verhüllte. Schlimmer noch: Meine Mutter folgte in jeder Hinsicht der Tradition ihres eigenen mütterlichen Vorbilds. Sie vertrat und lebte die Überzeugung, dass sie als studierte und promovierte Germanistin erhaben über Eitelkeit und weiblichem Tand zu sein habe. Stattdessen hielt sie für sich ein Nietzsche-Zitat bereit:

»Um schön zu werden, darf ein Weib nicht für hübsch gelten wollen.«

Der Einsatz von auch nur simplen Verschönerungsmaßnahmen wie Haarefärben und Schminken, die bekanntlich seit der Antike von Frauen genutzt werden, erschien ihr ebenso wie die Beschäftigung mit Mode als Ausdruck eines Mangels an Intellekt.

Somit überrascht es nicht, dass ich mit dem Beginn der Pubertät meiner Zukunft mit Sorgen entgegenblickte. Denn wie angesichts meiner weiblichen Ahnentafel kaum anders zu erwarten, zeichnete sich bei mir frühzeitig ab, dass auch ich mit dem Potenzial eines hypertrophen Busens ausgestattet war. Ein Schicksalsschlag.

Nur nebenbei. Wie wir wissen, sind Leben und Schicksal nicht gerecht. So hat meine jüngere Schwester Claudia eher unterentwickelte Brüste, die sich bis zum Beginn ihres nunmehr sechsten Lebensjahrzehnts gut gehalten haben.

Spätestens seit meinem 13. Geburtstag erwies sich mein weibliches Erbe als uneingeschränkt entwicklungsfähig. In der Sprache der Dessousfabrikanten: Ich dürfte es im Alter von 14 Jahren bei meinem BH auf ein D-Körbchen gebracht haben. Unangenehm, sogar grauenhaft, gestalteten sich die Einkäufe von Büstenhaltern und Badeanzügen. Ein Bikini stand wegen der Fülle meiner Brüste gar nicht erst zur Diskussion. Nach dem Vorbild meiner Mutter war ich bemüht, meine schwellenden Formen möglichst dezent unter schlabbrigen Pullovern, überweiten Hemden und wallenden Kleidern zu verbergen.

Nachdem ich in diesen Zeiten über den Busen hinaus auch insgesamt zu rundlichen Formen neigte, versuchte ich zunächst, das Problem mit radikalen Diätmaßnahmen bis an die Grenze einer beginnenden Magersucht unter Kontrolle zu bringen. Schon in meinem Teenageralter zeichnete sich allerdings eine Tendenz ab, die bis heute fortbesteht. Obwohl ich mich damals auf eine nahezu anorektische Figur heruntерhungerte, blieb meine Brust in überproportionalem Umfang erhalten. Getoppt wurden diese Gegebenheiten noch durch eine andere unglückselige, wenn auch konsequente Entwicklung. Trotz meiner Jugend folgte mein Busen den Gesetzen der Schwerkraft und begann gemäß dem genetischen Muster meiner mütterlichen Linie nach unten abzusacken.

Von Muttergottheiten des Neolithikums abgesehen konnte ich in den Darstellungen von Weiblichkeit nirgendwo derart gestaltete Busen finden, wie ich sie bei verstohlenen Blicken auf meine Mutter in der Dusche entdeckte oder unter den Gewändern meiner Großmutter ahnte.

Sollte das meine Zukunft werden? Eine furchtbare Perspektive.

In den Haushalten anderer Familien gehörten bunte Zeitschriften und spannende Magazine zur regelmäßigen Lektüre. In meinem hyperakademischen Elternhaus lagen neben grauen Zeitungen vor allem eine Vielzahl von medizinischen Zeitschriften herum. Denn mein Vater war Internist und glaubte, für nahezu nichts anderes außer für seine Praxis Zeit zu haben, noch nicht einmal für seine Fachlektüre. Also stapelten sich diese sogar im Wohnzimmer zu einem ungelesenen Haufen.

Das sollte meine Rettung werden.

Denn beim flüchtigen Blättern im Deutschen Ärzteblatt entdeckte ich einen Artikel über die »Mammareduktionsplastik«, also einer Operation zur Verkleinerung der Brust. Nicht nur im fernen Amerika, sondern auch in Deutschland wurden derartige Operationen durchgeführt. Von einem Pionier der Plastischen Chirurgie, dem Chirurgen Herbert Höhler aus Frankfurt, war die Technik der Brustverkleinerung weiterentwickelt worden.

Aufgewachsen im Haus eines leidenschaftlichen Mediziners waren für mich Maßnahmen der ärztlichen Kunst und alles, was dazu gehörte, eine Selbstverständlichkeit. Daher konnte mich der Gedanke an eine Operation meines Busens, sei sie auch beschwerlich und schmerzhaft, in keiner Weise schrecken. Sie erschien mir als eine willkommene, realistische Chance auf die Befreiung von meinem Unglück.

Seit meiner frühen Kindheit mussten sich meine Eltern mit meinem Durchsetzungswillen abfinden. Hatte ich mir etwas in den Kopf gesetzt, mobilisierte ich schon damals Tod und Teufel, um meine Wünsche zu realisieren und mein Ziel zu erreichen. Trotzdem zeigte sich meine Mutter gegenüber meinem neuen Projekt skeptisch, hatte sie doch zum damaligen Zeitpunkt selbst über mindestens 30 Jahre ihre Brust ertragen. Mein Vater hingegen fand die Möglichkeiten der modernen Medizin spannend und war anders als meine Mutter meinen Plänen gegenüber aufgeschlossen.

Gesagt, getan. Es fand sich ein Chirurg, der vermutlich bei Höhler in die Lehre gegangen war und sich rühmen konnte, schon einige Brustverkleinerungen durchgeführt zu haben. Bald nach meinem Abitur ging es los. Über diese erste Operation meines Busens gibt es nichts weiter zu berichten. Ich habe wenig Erinnerungen daran. Alles verlief glatt und unproblematisch.

Wenn ich mit meinen heutigen Kenntnissen diese allererste Operation beurteile, so brachte diese nach dem aktuellen Standard der Plastischen Chirurgie kein wirklich optimales Ergebnis. Vielleicht infolge der geringen Erfahrung des Operateurs waren meine Brüste etwas ungleich geraten und die Mamillen, also die Brustwarzen, zu weit in der Mitte meines Oberkörpers gelandet. Aber das war für mich überhaupt nicht schlimm. Denn mein Busen war nun unauffällig und vor allem in Einklang mit den Proportionen meines übrigen Körpers. Für mich war das somit ein optimales Ergebnis.

Ich brauchte keinen Idealkörper, ich wollte nur Normalität – »schön normal« (Paula-Irene Villa 2008).

Diese Operation im Alter von 19 Jahren war eine der besten Entscheidungen meines Lebens. Wie manch ein Sprössling hatte auch ich an meinen Eltern so einiges auszusetzen. In der Frage meiner Brustreduktion haben sie mich sinnvoll und verantwortungsbewusst unterstützt.

Denn das Ausmaß meiner Brusthypertrophie ging weit über eine normale und übliche Brustentwicklung hinaus und hatte damit den Charakter einer angeborenen Fehlbildung, die nach den Kriterien der Plastisch-rekonstruktiven Chirurgie eine operative Korrektur notwendig machte. Damit war diese Operation keine Schönheitsoperation, also keine Maßnahme der Ästhetischen Chirurgie, sondern eine Rekonstruktion, also eine Behandlung, für die eine medizinische Indikation vorlag.

Hätte ich mit einer anderen Mutter mein Busenproblem durch ein größeres Selbstbewusstsein lösen können? Voll Stolz auf die Segnungen meiner Anatomie zu schauen und in dem Bewusstsein zu leben, vom Schicksal durch besonders weibliche Formen begünstigt worden zu sein? So, wie ich es bei meiner Urgroßmutter und Großtante Lotte entdecken konnte. Sicherlich nicht. Denn neben der psychischen Belastung entwickelten sich als körperliche Folgen der hypertrophen Brust bei mir Haltungsschäden mit Rückenschmerzen und durch das Einschneiden des BHs noch bis heute auf den Schultern sichtbare Kerben.

Vielleicht hätten auch meine selbstbewussten Ahnfrauen heutzutage die Segnungen der Plastischen Chirurgie für sich genutzt? Nicht nur die Zeiten haben sich geändert, sondern auch die Möglichkeiten der Medizin.

Glücklicherweise kamen meine Eltern damals nicht auf die Idee, mir statt der Operation eine Psychotherapie vorzuschlagen. Inzwischen habe ich nicht nur dreimal meinen Busen operieren lassen, sondern beschäftige mich als Fachärztin für Psychosomatische Medizin und Psychiatrie, Psychotherapeutin und Psychoanalytikerin seit nahezu drei Jahrzehnten mit der menschlichen Psyche. So erlaube ich mir festzustellen: Mein Busen wäre auch nach 500 Sitzungen Psychoanalyse unproportional zu meinen Körperformen und damit eine körperliche und psychische Bürde geblieben.

Psychosomatik ist die Wechselwirkung von Körper und Seele, in der Geist und Psyche unser körperliches Befinden bestimmen und gleichermaßen auch der Körper unser geistiges und psychisches Wohl beeinflusst. Der Mensch hat ein intuitives Empfinden für Harmonie und Proportionen. Wir alle können uns nicht dem Zeitgeist und den gesellschaftlichen Normen entziehen, die das aktuelle Schönheitsideal beeinflussen. Damit bedeutet es gerade für Jugendliche eine Behinderung in der Entwicklung ihres Selbstwertgefühls, wenn sie von der Natur mit körperlichen Besonderheiten ausgestattet sind, die nicht unter das Spektrum des Üblichen und Normativen fallen.

Nach der damaligen Gesetzgebung war ich mit 19 Jahren noch minderjährig. Für die Operation war dieser Zeitpunkt dennoch ganz und gar richtig. Meine Brust war ausgewachsen, sodass aus gynäkologischer Sicht keine Einwände bestanden. Für mein psychisches Befinden bedeutete die abnorm hypertrophe Brust eine erhebliche Belastung.

Meine damalige Operation war eine Unterstützung, mir »bei der freien Entfaltung der Persönlichkeit zu helfen«, wie 1979, also wenige Jahre danach, eine der Protagonisten der Plastischen Chirurgie in Deutschland, Frau Professor Dr. Ursula Schmidt-Tintemann, erklärte (SPIEGEL 1979).

Die Problematik von ästhetisch-plastischen Operationen bei Minderjährigen wird seit einigen Jahren als Folge der Popularisierung solcher Maßnahmen diskutiert. Ein gesetzliches Verbot konnte nicht durchgesetzt werden. Die Indikation für eine Operation wird dann als ethisch und medizinisch verantwortungsbewusst anerkannt, wenn die Maßnahme eine Stigmatisierung durch soziale Auffälligkeit verhindern kann. Gerade auch nach meinen eigenen Erfahrungen möchte ich betonen, dass nach einer strengen Indikationsüberprüfung, die körperliche und psychische Aspekte berücksichtigt, eine plastisch-rekonstruktive Operation für Jugendliche eine sinnvolle Hilfe bedeuten kann. »Psychologie mit dem Skalpell« nannte es Dr. Gerhard Sattler, Ärztlicher Direktor der Rosenparkklinik (Sattler 2008). Vielleicht in Kombination mit einer Psychotherapie, in der die psychischen Folgen des körperlichen Problems bearbeitet werden.

Im Jahr 1974 stellte meine Operation in Deutschland noch eine relative Rarität dar, auch wenn für dieses Jahr keine Statistik vorliegt.

Der Anfang der Brustverkleinerungsoperationen reicht allerdings weit zurück und begann mit dem Chirurgen Dieffenbach, der 1848 mit radikalem Schnitt eine Frau von einem Teil ihrer Riesenbrust befreite, gefolgt im 20. Jahrhundert von Pionieren wie Thorek und Lexer, die erstmals dabei auch ästhetische Aspekte berücksichtigten, bevor die Technik der Schnittführung und Busenneugestaltung von bekannten Namen wie Strömbeck, McKissok, Lassus und Lejour (sogar eine Chirurgin!) zum aktuellen Standard weiterentwickelt wurde.

Inzwischen sind Brustverkleinerungsoperationen populär geworden. Für das Jahr 2011 führte die »Deutsche Gesellschaft der Plastischen, Rekonstruktiven und Ästhetischen Chirurgen« (DGPRÄC), die führende Fachgesellschaft, unter ihren Mitgliedern eine statistische Erhebung zur Häufigkeit von ästhetisch-plastischen Operationen, also den »Schönheitsoperationen«, durch.

Insgesamt wurden 13 890 Brustverkleinerungen angegeben. Davon waren 7 070 ästhetisch-plastische Operationen, weitere 6 820 fanden als Rekonstruktion, als medizinisch notwendige Maßnahme, statt. Nachdem es weitere Fachgesellschaften der Plastischen und Ästhetischen Chirurgen gibt und auch Gynäkologen Busen operieren, dürfte die tatsächliche Anzahl noch deutlich über diesen Zahlen liegen.

Trotz und wegen dieser zunehmenden Popularität mit jährlich um 10 % steigenden Zuwachsraten gibt es auch skeptische Stimmen. Unter Psychoanalytikern und anderen Behandlern der menschlichen Psyche werden körperverändernde Maßnahmen wie »Schönheitsoperationen« kritisch gesehen. Häufig gelten sie als Ausdruck von Minderwertigkeitskomplexen oder einer narzisstischen Persönlichkeitsstörung, die in ihrem übertriebenen Bemühen um Vervollkommnung auch den menschlichen Körper einbezieht.

Professor Dr. phil. Christa Rohde-Dachser bezeichnete solche Operationen als »unbewusste Lösung eines inneren Konflikts, der nicht mentalisiert werden kann und deshalb auf dieser Ebene ausgetragen werden muss« (Rohde-Dachser 2007).

Die Psychoanalytikerin Brigitte Ziob meinte: »Im Vergleich mit den an ihn herangetragenen Bildwelten erlebt sich [heutzutage] der Mensch defizitär in seinem äußeren Erscheinungsbild. Der Wunsch, einem Ich-Ideal zu entsprechen, steht für den Wunsch nach Anerkennung, Bewunderung und Bestätigung« (Ziob 2007).

Diese Berufsgruppen fordern vom Menschen die Entwicklung von Selbstakzeptanz des Körpers und die Klärung von unbewussten Konflikten, um auf diese Weise, also über die Stabilisierung der inneren Balance, das Selbstbewusstsein zu stärken und den eigenen Körper anzunehmen. Obwohl auch ich ausgebildete Psychoanalytikerin bin, kann ich mich dieser Meinung nur eingeschränkt anschließen – sonst wäre dieses Buch nicht entstanden!

Es gibt in dieser Branche aber auch andere Perspektiven. Der Effekt einer Brustverkleinerungsoperation wurde von Professor Dr. phil. Ada Borkenhagen 2004 an 40 Patientinnen untersucht. Dabei zeigten sich deutliche Verbesserungen in der Zufriedenheit mit dem eigenen Körperbild, dem gesamten Körpererleben und der Gesundheit (Borkenhagen 2004).

2013 wurde eine Studie über die psychologischen Effekte von Ästhetischer Chirurgie veröffentlicht, die unter Leitung von Professor Dr. phil. Jürgen Margraf, Ruhr-Universität Bochum, durchgeführt worden war (Margraf 2013). Diese Studie war bisher mit 544 Patienten und zwei Kontrollgruppen weltweit die größte zu diesem Thema. Auch in dieser Studie wurde ein deutlicher Therapieerfolg der Ästhetischen Chirurgie in Hinblick auf psychologische Merkmale festgestellt, was sich bei den Patienten in einem Zugewinn an Lebensfreude, Zufriedenheit und Selbstwert bemerkbar machte. Zusätzlich stellte sich heraus, dass diese positiven Effekte dazu tendieren, mindestens über den beobachteten Zeitraum von einem Jahr relativ anhaltend zu sein, während sonst bei anderen positiven Lebensereignissen die Auswirkungen auf ein gutes Lebensgefühl schneller abklingen.

Und schließlich stellte Professor Dr. med. Dr. phil. Urban Wiesing, Direktor des Instituts für Ethik und Geschichte der Medizin Tübingen, fest:

»Die bewusste ästhetische Selbstgestaltung verfolgt der

Mensch auf zahlreichen Wegen, seien es Kleidung, Kosmetik, Pflege oder Sport. Diese Möglichkeit gehört zu der conditio humana. Es wäre also allenfalls das verwendete Mittel – die chirurgische Intervention –, das zu einer besonderen Bewertung Anlass gibt. Doch für ein Verbot dieses Mittels lassen sich kaum überzeugende Gründe finden. Warum sollten gerade operative Mittel für die ästhetische Gestaltung des eigenen Körpers nicht erlaubt sein?« (Wiesing 2006).

Hoffentlich habe ich meine gespannten Leser, denen ich ein Kriminalabenteuer in Aussicht gestellt habe, nicht mit so viel wissenschaftlicher Theorie und Zahlen verschreckt.

Keine Sorge. Wie ich bereits angekündigt habe, war meine erste Operation nur der Anfang. 37 Jahre später ging ich in die nächste Runde. Wäre diese Operation ebenso unspektakulär verlaufen wie die erste, hätte ich vielleicht ein praktisches Handbuch präsentieren können.

Mit der nächsten Operationsrunde begann mein Kriminalabenteuer.

Vom Bauch zum Busen

Bis zum Beginn meines sechsten Jahrzehnts interessierte ich mich wenig für mein Älterwerden und schon gar nicht für mein Alter, das sich allmählich am Horizont abzeichnete. Da wie bei vielen unter uns auch mein Blick in den Spiegel nicht objektiv ist, gelang es mir erfolgreich, die scheinbar geringfügigen Wandlungen meines Körpers zu übersehen. Wenn ich sie dennoch einmal entdeckte, waren sie mir ziemlich egal.

Bekanntlich hinkt bei der Mehrzahl von uns das Lebensgefühl dem kalendarischen Alter um viele Jahre hinterher, acht bis zehn Jahre sollen es in der Regel sein. Bei mir könnten es noch einige mehr sein. Mein Denken und Fühlen schienen jenseits von Zeit und Wandel zu sein, ich lebte mein Leben wie ehedem. Damit ignorierte ich konsequent, dass mein Körper sich veränderte. Niemals entsprach ich den üblichen Kriterien einer echten Schönheit. Ich war weder hässlich noch schön, ich war immer ziemlich normal.

Dennoch oder gerade deshalb bin ich seit meiner Jugend um ein gelungenes Erscheinungsbild bemüht. Mein Kleiderschrank ist immer gut sortiert, ich möchte besser nicht ausrechnen, welche Summen ich schon in meine Outfits investiert habe. Abgesehen von kurzfristigen Abstechern in modische Mätzchen habe ich seit meiner Schulzeit einen klassischen Stil bevorzugt, Kollektionen von Hemdblusen, T-Shirts, Jeans und Blazern sind durch meine Schränke gegangen. Besonders körperbetont habe ich mich selten gekleidet, viel Haut wollte ich schon gar nicht zeigen.

Lange lebte ich nach dem Motto von Winston Churchill »No Sports«. Erst mit Mitte 40 beugte ich mich den Erkenntnissen der Forschung und den Mahnungen meines Rückens. Und mit ähnlicher Konsequenz, mit der ich zuvor leichten

Herzens auf sportliche Aktivitäten verzichtet hatte, stellte ich mich fortan unter ein von mir selbst auferlegtes Kuratel. Seitdem mache ich regelmäßig in den Morgenstunden, wo auch immer ich mich befinde, von Kopf bis Fuß meine gymnastischen Exerzitien. So lästig mir diese tagtägliche Fronarbeit ist: Der Erfolg der stringenten Maßnahmen, die ich nun seit rund 15 Jahren durchziehe, ist überzeugend. Denn damit habe ich meine körperlichen Formen halbwegs auf dem Level meiner Jugend gehalten.

Dummerweise war ich nicht an allen Regionen meines Körpers gleichermaßen erfolgreich. Bauch und Busen konnte ich mit meinen sportlichen Bemühungen nur sehr eingeschränkt erreichen.

Obwohl ich auch meine Bauchmuskulatur trainierte, entwickelte sich jenseits der 50 an meinem Unterbauch eine unschöne Fettformation, die sich trotz Intensivierung meiner Bauchübungen hartnäckig meiner Kontrolle entzog. Merkwürdig? Aber so war es tatsächlich. Diese Fettmasse schob sich gar in der Mitte zusammen und kumulierte damit zu einem kleinen Hügel, der Assoziationen an einen Spitzkühler aufkommen ließ. Damit begann meine Silhouette unproportioniert zu werden und das Profil einer Matrone anzunehmen.

Rückblickend kann ich feststellen, dass sich zu diesem Zeitpunkt bei mir die Erkenntnis und vor allem das Gefühl durchsetzten, dass auch ich der Vergänglichkeit unterstehe. Wenn ich mich an meine Großmütter in gleichem Alter erinnere, dann sehe ich diese in der Mitte ihres sechsten Jahrzehnts tatsächlich als ältere oder gar alte Frauen. Das waren sie damals und wollten auch nichts anderes sein.

Souverän oder genügsam?

Ich bin vermutlich weder das eine noch das andere und kann mich dem Zeitgeist nicht entziehen. Es ist nicht zu unterschätzen, wie sehr eine solitäre Fettmasse, die von den Lebensjahren, dem Schicksal oder der Anatomie an falscher Stelle platziert ist, das gesamte Erscheinungsbild bestimmen kann. Wer auch nur ein wenig eitel ist, wird nicht umhin kommen, mir beizupflichten.

Übertriebene Eitelkeit? Kann sein.

Was nützten angesichts meines kugelförmig gewölbten Bauchs noch die gut angepassten Jeans, der klassische Bleistiftrock, das schmal geschnittene Etuikleid? Ein noch so stylischer Gürtel über dieser Kugel war hinausgeworfenes Geld.

Ich hatte keinen wirklichen Leidensdruck, ich war nicht verzweifelt, ich fühlte mich nicht unglücklich. Ganz simpel: Ich war mit meiner Silhouette einfach nicht mehr zufrieden.

Die Plastische Chirurgie bietet die Liposuktion an. Eine Möglichkeit, überflüssiges Fett gezielt an einer bestimmten, umgrenzten Stelle abzusaugen. Ich will mich mit diesem Aspekt nicht lange aufhalten. Schließlich habe ich meinen Lesern die Geschichte meines Busens angekündigt. Nur so viel: Die Liposuktion, die ich ambulant in der Abteilung für Plastische Chirurgie einer Universitätsklinik, in einer knappen Stunde quasi im Vorbeigehen, für ein angemessenes Honorar durchführen ließ, war von überzeugendem Erfolg. Die 500 Gramm Fett, die den kleinen Kumulus im Zentrum meines Unterbauches gebildet hatten, waren verschwunden und ich habe sie seitdem an dieser Stelle dank nachhaltiger Kalorienkontrolle und regelmäßigem Training mit Sit-ups, Crunches und Pilates nicht mehr nachwachsen lassen. Mein Bauch passt seitdem wieder harmonisch zu den übrigen Proportionen meiner Figur.

Ich bin übrigens nicht die Einzige, die sich einer solchen Prozedur unterzogen hat. Laut Angaben der »International Society of Aesthetic Plastic Surgeons« (ISAPS) stand im Jahr 2011 die Liposuktion mit 1 268 287 OPs weltweit an erster Stelle der ästhetischen Eingriffe, die von Plastischen Chirurgen dieser Gesellschaft durchgeführt wurden.

Im selben Jahr fand sich bei der schon erwähnten statistischen Erhebung unter den Mitgliedern der »Deutschen Gesellschaft der Plastischen, Rekonstruktiven und Ästhetischen Chirurgen« (DGPRÄC) die Liposuktion mit 18290 solcher Maßnahmen in Deutschland immerhin an dritter Stelle der ästhetischen Operationen.

Weltweite Spinnerei? Überflüssiger Luxus? Vielleicht.

Für mich war es bestimmt eine Investition in meine Zufriedenheit. Sicherlich nicht mit der Illusion verbunden, mir damit anhaltende Jugend zu kaufen. Garantiert keine Maßnahme, um mein weibliches Selbstwertgefühl aufzumotzen. Ich nutzte vielmehr die Möglichkeiten der Plastischen Chirurgie, gerade weil ich ein ausreichendes Selbstbewusstsein habe! Und als Vertreterin der Psychosomatischen Medizin konnte ich mich sogar auf einen prominenten Gewährsmann berufen. Der griechische Philosoph Aristoteles erkannte bereits im 4. Jahrhundert v. Chr.:

»Ändert sich der Zustand der Seele, so ändert dies auch das Aussehen des Körpers und umgekehrt; ändert sich das Aussehen des Körpers so ändert dies zugleich auch den Zustand der Seele.«

Die Selbstverständlichkeit, mit der ich diese Liposuktion als »Lunchtime-Eingriff« durchführen ließ, mag trotz der zunehmenden Popularität von »Schönheitsoperationen« und den Möglichkeiten der Ästhetischen Medizin überraschen. Mir ist die Welt der Medizin seit meiner Geburt vertraut. Mit einem Internisten als Vater, der seine Praxis im Erdgeschoss unseres Wohnhauses betrieb, waren mir der Anblick von weißen Kitteln und der Geruch von Desinfektionsmittel alltäglich. Außerdem hatte ich im Alter von 19 Jahren mit meiner Brustverkleinerung bereits von der Plastischen Chirurgie profitiert. Durch mein eigenes Medizinstudium stellen für mich Ärzte, Krankenhäuser und medizinische Behandlungsmaßnahmen eine Normalität dar, auch wenn ich mich inzwischen seit drei Jahrzehnten auf die Welt der menschlichen Psyche spezialisiert habe.

Vielleicht werden meine neugierigen Leser allmählich ungeduldig und fragen sich, was es nun mit dem angekündigten Kriminalabenteuer auf sich hat, mit dem ich sie zur Lektüre gelockt habe.

Verständlich.

Denn mein seichtes Schwadronieren über Allgemeinplätze zu Alterserscheinungen und Alter mag Assoziationen zu Stammtischparolen aufkommen lassen. Mein larmoyantes Geplänkel über Banalitäten der weiblichen Existenz wie Busen und Bauch mag sich gar auf dem Niveau eines Kaffeekränzchens bewegen. Zweifelsohne haben vor mir bereits kluge Köpfe wie Seneca, Simone de Beauvoir und Martin Walser ihre wirklich klugen Gedanken dazu ausgebreitet. Aber die Geschichte meiner allerersten Brustoperation und mein Bauch waren das Präludium für mein bevorstehendes Busenabenteuer.

Als Abschluss der Liposuktion war nach dem Ablauf von sechs Monaten eine Nachuntersuchung in der Klinik vorgesehen. Ich nahm diesen Termin wahr, obwohl die Behandlung abgeschlossen war und ich mir davon keinen Nutzen erwartete. Da ich mit dem Operationsergebnis zufrieden war, wollte ich den Ärzten gerne den Gefallen erweisen.

Zu diesem Termin erschien der Chefarzt, Professor Dr. med. August Wilhelm Krayburg, ohne Begleitung. Die Liposuktion hatte er zusammen mit einem Oberarzt durchgeführt. Nachdem er meinen Bauch begutachtet und seine Zufriedenheit zum Ausdruck gebracht hatte, blieben seine Blicke an meinem Busen hängen. An der Vorbesprechung für die Liposuktion hatte neben dem Professor auch ein junger Assistenzarzt teilgenommen. Obwohl ich damals ein Jackett über einem T-Shirt trug, hatte dieser mit routiniertem Blick entdeckt, dass an meinem Busen etwas nicht stimmte:

»Was ist mit Ihrer Brust? Können wir das einmal sehen?«

Offenbar war ihm aufgefallen, dass meine Mamillen nicht ganz symmetrisch auf einer Höhe und zu weit in der Mitte meines Oberkörpers saßen. Ich empfand diese unaufgeforderte Diagnostik als ebenso unangenehm wie unangemessen. Schließlich war ich wegen meines Bauchs und nicht wegen meines Busens gekommen. Ich fühlte mich ertappt. Wurde mir doch bewiesen, dass ein geübtes Auge manch einen Schönheitsfehler an mir entdecken konnte. Bisher hatte ich mich in der Illusion gewähnt, solche Defizite dank geschickt gewählter Garderobe mit textiler Camouflage verstecken zu können.

Trotz meiner anfänglichen Irritation erzählte ich den beiden Herren gerne die Geschichte meiner ersten Busenoperation. Man zeigte sich sehr interessiert. Bekanntlich waren Anfang der 70er Jahre Brustverkleinerungsoperationen in Deutschland noch eine relative Rarität, erst recht bei einer 19-Jährigen. Nun kam der Herr Professor sechs Monate später nochmals auf meinen Busen zu sprechen.

»Darf ich Ihre Brust noch einmal sehen?«

Bereitwillig legte ich sie frei und mit zupackendem Griff demonstrierte mir der Professor, wie man hier Verbesserungsmaßnahmen durchführen könnte.

»Da könnte man doch etwas verbessern. Wäre es nicht schade …?«

Am Ende des Gesprächs konnte er mir auf mein Nachfragen nach kurzem Überlegen den Preis für eine Operation nennen.

»Wir könnten die Operation für Sie besonders günstig durchführen, als Ausbildungsfall. Da kostet es nur 3000 Euro statt 5000 Euro. Überlegen Sie es sich doch einmal.«

Obwohl der Termin ausnahmsweise nicht im Chefarztzimmer des Herrn Professor, sondern in den nüchternen Räumen der Allgemeinambulanz stattfand, kann ich rückblickend feststellen, dass dieses Treffen den Charakter von etwas Privatem und Konspirativem hatte, die Atmosphäre hatte sogar etwas diskret Verführerisches.

Dieses proaktive Operationsangebot von Herrn Professor Krayburg war in Hinblick auf die Forderungen des ärztlichen Berufsethos problematisch. Für medizinisch nicht notwendige Maßnahmen gilt, dass der Arzt grundsätzlich beim Patienten ohne dessen Nachfrage durch Eigeninitiative keinen Bedarf schaffen soll. Zu Hause angekommen erzählte ich meinem Mann von der Offerte.

»Ein guter Geschäftsmann«, lautete sein Kommentar.

Nun muss ich sagen, dass das Angebot des Herrn Professor bei mir auf vorbereiteten Boden gefallen war. In den Monaten, die der Besprechung mit Herrn Professor Krayburg folgten, ließ ich mir seinen Vorschlag durch den Kopf gehen. Seit einigen Jahren, etwa zeitgleich mit der Entwicklung des Fetthügels auf meinem Unterbauch, war mein Busen erheblich aus der Form geraten und hatte nur noch entfernte Ähnlichkeit mit der Brust, so wie sie nach der ersten Operation im Alter von 19 Jahren ausgesehen hatte.

Niemand hatte mich gewarnt. Natürlich hätte ich es mir denken und vor allem im Verlauf von dreieinhalb Jahrzehnten selbst beobachten können. Inzwischen weiß ich es: Nicht nur Schwangerschaften gelten als Stress für einen wohlgeformten Busen. Auch häufige Gewichtsschwankungen, und sei es nur um einige Kilogramm, können den Ruin eines straffen und gut proportionierten Busens bedeuten. Zu meinen kleinen Freuden im Leben zählte immer schon genussreiches, gemütliches Essen. Dank meiner Möglichkeiten zu Selbstdisziplin war es mir dennoch immer aufs Neue gelungen, die Indizien dieses hedonistischen Lebensstils wie Urlaubsspeck wieder abzubauen. Dasselbe galt für die Folgen von Frust- oder Entspannungsessen, dem auch ich gelegentlich frönte. Diese unguten Gewohnheiten hatten über die Jahrzehnte zum Niedergang meines Busens beigetragen.

Dieser wurde nicht nur durch die Gewichtsschwankungen schlaffer. Je mehr ich mich den Wechseljahren näherte, nahm ich zuerst am Busen zu und eben dort zuletzt wieder ab. Meine Brust wuchs und ließ sich seit dem Klimakterium kaum noch durch Gewichtsabnahme regulieren. Schließlich kam dazu, dass mein Busen über die Jahre nicht nur in die Breite gegangen, sondern aufgrund seiner Fülle erheblich Richtung Taille abgerutscht war. Das verstärkte den ästhetisch unvorteilhaften, unharmonischen Gesamteindruck.

Mein genetisches Erbe schlug zum zweiten Mal unerbittlich zu. Es ging mir jetzt mit meinem Busen ähnlich, wie es mir mit ihm bereits in der Pubertät gegangen war. Nur, dass ich den jetzt schleichenden Prozess zunächst ignorierte.

Mit dieser Entwicklung war ich nicht allein. Bei entsprechender Veranlagung ist dies ein klassischer Verlauf. Die Plastischen Chirurgen verabschieden die Frauen, die typischerweise im Alter von Mitte bis Ende 30 eine Brustverkleinerung durchführen lassen, gerne mit den Worten:

»Wir sehen uns wieder!«

Auch der Nestor und berühmteste Vertreter der Ästhetisch-plastischen Chirurgie, Ivo Pitanguy aus Rio de Janeiro, konstatiert:

»Das Gesetz der Schwerkraft ist unerbittlich« (Süddeutsche Zeitung 2013).

Um mein Problem in der Sprache der Büstenhalterkonfektion zu charakterisieren: Aus einem ehemalig großen B-Körbchen war meine Brust zunächst still und heimlich in das Volumen eines prallen C-Körbchens hineingewachsen, bis ich schlussendlich mit meiner Busenkarriere bei einem maximal ausgefüllten, wenn nicht gar knappen D-Körbchen endete. Als krönender Abschluss wurde mir von einer Dessousverkäuferin gar ein Cup-E empfohlen.

Das mögen Busenmaße sein, von denen manch eine Frau träumt. 2011 ging die Geschichte des Fotomodels »Sexy Cora« durch die Medien. Diese verstarb auf dem Operationstisch, als sie sich durch die nunmehr fünfte oder gar sechste Operation ihre Brust von den Dimensionen eines F-Körbchens auf ein G-Körbchen ausbauen lassen wollte.

Wie sich meine Leser unschwer vorstellen können, erscheinen mir solche Sehnsüchte völlig unverständlich. Denn mit den Dimensionen eines »Großes D-, kleines E-Körbchen« stimmten meine Körperproportionen nicht mehr. Bei einer Körpergröße von 1,61 Meter und schmalem Knochenbau komme ich in Hosen und Röcken mit den Konfektionsgrößen 34 bis maximal 36 aus. Meinen gewachsenen Busen konnte ich schließlich nur noch in Kleidergröße 38 bis 40 unterbringen. Die Schultern waren damit entweder zu breit oder das gesamte Oberteil spannte über der Brust. Das Unterteil pflegte Falten zu schlagen, während das Top zu bersten drohte. Der Kauf von Konfektionskleidung wurde immer komplizierter. An fröhliches, unbeschwertes Shoppen war schon gar nicht mehr zu denken.

Trotz meiner eigenen Psychoanalyse im Umfang von mehreren hundert Stunden habe auch ich mich nicht ganz von dem Phänomen lösen können, in manchen Lebensbereichen genau das zu wünschen und zu ersehnen, was mir nicht möglich und beschieden ist. So kam erschwerend dazu, dass mein persönliches Schönheitsideal keineswegs mit dem schwellenden Busen einer Marylin Monroe oder Pamela Anderson verbunden ist, sondern eher dem androgynen Minibusen einer Jane Birkin entspricht. Obwohl ich diese persönlichen Präferenzen habe, war es keineswegs mein Ziel, einem bestimmten Ideal zu entsprechen oder einem Promi nachzueifern à la »Bitte den Busen von Jane Birkin kombiniert mit der Nase von Isabelle Huppert, dazu die Lippen von …« Wie schon im Alter von 19 Jahren und wie überhaupt viele der Menschen, die eine plastische Operation auf sich nehmen, wünschte ich mir vor allem ausgewogene Körperproportionen und damit einen unauffälligen, dezenten Busen.

Bestätigt fand ich mich auch in dem Gedanken einer Betroffenen, die in ihrem Erfahrungsbericht über eine Liposuktion folgende Frage aufwirft:

»Haben Sie schon einmal eine Dame mit extrem großen Brüsten in einer Führungsposition gesehen?« (Alina Koy 2005).

Und sogar der Philosoph Theodor W. Adorno musste feststellen:

»You sell better, when you are a good looking person.« (R.E. Giunta, U. Schmidt-Tintemann 2013).

Wenn ich mich unter meinen Geschlechtsgenossinnen umschaue, dann können die wenigsten unter ihnen in meinem Alter eine ideale Figur vorweisen. Resignation oder Weisheit des Alters? Tatsächlich stellt die Altersgruppe von 45 bis 65 Jahren nur rund 15 % des Klientels der Plastisch-ästhetischen Chirurgie. Für die meisten scheint das also eine schicksalhafte Entwicklung zu sein, mit der man sich abfinden und arrangieren muss.

Für mich nicht!

Mit an Sicherheit grenzender Wahrscheinlichkeit musste ich davon ausgehen, dass sich mein Busen zeitlebens niemals wieder auf natürliche Weise zum Positiven verändern würde. Mit derselben Gewissheit war nach dem bisherigen Verlauf und meinen Erbschaften der mütterlichen Linie zu erwarten, dass sich die Verhältnisse nur noch weiter zu meinen Ungunsten entwickeln würden. War es nicht auch Ausdruck der Zufälligkeit von Schicksal und Ungerechtigkeit des Lebens, dass meine genetische Grundausstattung, der ich mit der ersten Brustoperation in meiner Jugend bereits ein Schnippchen geschlagen hatte, ein zweites Mal zum Durchbruch kam?

Je mehr ich mich mit diesen Überlegungen beschäftigte, setzte sich der Gedanke durch, als eine weitere Investition in meine Zufriedenheit und Zukunft für meinen Busen nochmals die Chancen der Plastischen Chirurgie zu nutzen. Corriger la fortune. So, wie mein Bauch kürzlich überzeugend profitiert hatte.

Was ließ mich also noch zögern?

Mit meiner grundsätzlichen Entscheidung für die Operation stellte sich jetzt nur noch die Frage, von wem und wo ich mich operieren lassen sollte. Der Zufall hatte mir den Vorschlag von Herrn Professor Krayburg eingebracht. Für eine Brustverkleinerung hätte es noch zahlreiche andere Anbieter in der Stadt gegeben.

Allen voran punktete als ein angesehener Experte Professor Dr. med. Alexander Vallecca. Meine Recherche hatte ergeben, dass dieser aufgrund seiner fachlichen Qualifikation meine erste Wahl hätte sein müssen. Gerade er musste leider für mich ausscheiden, denn eine Ärztin aus seinem Behandlungsteam war bei mir Patientin. Dieser nun meinerseits vielleicht auf dem Operationstisch zu begegnen, so wie sie bei mir auf der Psychoanalysecouch lag, wäre nicht mit den Forderungen nach professioneller Abstinenz zwischen Psychoanalytiker und Patient zu vereinbaren gewesen. Bei diesem Knock-out-Kriterium war es nur noch von untergeordneter Bedeutung, dass zufälligerweise auch ein weiterer Arzt und eine Mitarbeiterin aus der Klinik, in der Professor Vallecca operierte, bei mir in Behandlung waren. Auf einen von diesen wäre ich zwischen OP-Tisch und Krankenbett sicherlich getroffen.

Darüber hinaus spielte für meine Entscheidungsfindung eine wesentliche Rolle, dass Professor Vallecca zwar in einer anerkannten Klinik operierte, diese jedoch einem privaten Träger unterstand. Aus meinen verschiedenen Stationen der ärztlichen Tätigkeit ist mir zu gut bekannt, dass es in Privatkliniken noch mehr als in Universitätskliniken oder städtischen Krankenhäusern vor allem und vorrangig um den ökonomischen Profit geht. Daher werden die Kosten nicht nur so weit als möglich, sondern maximal kontrolliert, zum Beispiel auch in der Anästhesie. Unter den Angehörigen der Ärzteschaft wird bei Wein und Bier viel mehr erzählt, als es Berufsordnung und Patientenrechte vorsehen. Auf der Psychoanalysecouch meiner Praxis wird mir zusätzlich einiges verraten, was sonst niemand zu hören bekommt. So schloss ich grundsätzlich die Operation in einer Privatklinik aus.

Nach diesen Überlegungen entschied ich mich auch jetzt, wie zuvor schon bei der Liposuktion, für die Operation bei Herrn Professor Krayburg. Damit entschied ich mich für das anerkannte Universitätsklinikum, das auch in der Anästhesie einen hohen Standard annehmen ließ.

In Universitätskliniken wie dieser hatte ich mein Medizinstudium und meine Facharztausbildungen absolviert. Es waren daher auch heimatliche Gefühle, Stallgeruch und Reminiszenzen an gute alte Zeiten, die mich diese Entscheidung treffen ließen. Das Renommee des Universitätsklinikums trug dazu bei wie auch die fachliche Autorität, die ein Ordinarius und Ärztlicher Direktor einer Klinik für mich bedeuteten.

Manch ein Motiv, das andere Frauen zum Schönheitschirurgen führt, spielte bei mir keine Rolle. Sicherlich hatte ich keinen wirklichen »Leidensdruck«, ich war auch jetzt nicht verzweifelt über meinen Anblick im Spiegel, noch nicht einmal unglücklich. Bestimmt brauchte ich die Operation nicht, um einen neuen Partner zu finden und mein Selbstbewusstsein aufzumöbeln, denn ich war seit über 20 Jahren halbwegs glücklich verheiratet und zufrieden in meinem Beruf als Ärztin. Da ich seit meiner Jugend mein Selbstwertgefühl nicht vorrangig über ungewöhnliche Attraktivität und Schönheit stabilisiert hatte, stellten Angst und Sorge vor dem Verlust meiner körperlichen Anziehung kein entscheidendes Motiv dar.

Verstanden und bestärkt in meinem Entschluss, die Plastische Chirurgie wieder zu nutzen, fühlte ich mich auch in der Einschätzung von Professor Dr. med. G. Björn Stark, Ordinarius und Ärztlicher Direktor der Klinik für Plastische Chirurgie am Universitätsklinikum Freiburg:

»Das Vorurteil, dass Patienten, die sich einer ästhetischen Operation unterziehen, besonders oberflächlich oder charakterschwach seien, lässt sich aus der ärztlichen Praxis einer universitären Fachabteilung nicht bestätigen: Im Gegenteil handelt es sich hier oft gerade auch um sehr aktive Persönlichkeiten, die ein sie störendes Problem aktiv und rational angehen wollen und durchaus auch mit dem Erreichten dauerhaft zufrieden sind« (Stark 2006).

Und schließlich: Nichts und gar nichts hatte mein Mann mit meiner Entscheidung zu tun. Weder wünschte er wie manch ein Ehemann einen Relaunch seiner Gattin noch stellte er dafür seine Kreditkarte zur Verfügung. Vielmehr zweifelte er an Sinn und Notwendigkeit von Schönheitschirurgie, Ästhetischer Medizin und derartigen Mitteln der »Wunscherfüllenden Medizin« (Kettner 2006). Im Verlauf meines Busenabenteuers stand er mir dennoch wie in allen Lebenslagen als mein gefragtester Berater zur Verfügung.

Wie meine Leser noch erleben werden, konnte sich allerdings mein Mann durch die abenteuerliche Entwicklung meines Busenprojekts in der Richtigkeit seiner anfänglichen Skepsis nur allzu sehr bestätigt sehen.

In der Stripteaselounge des Herrn Professor

Mit der Wahl von Herrn Professor Dr. med. August Wilhelm Krayburg, einem Ordinarius für Plastische Chirurgie und Ärztlichem Direktor einer renommierten Universitätsklinik, war ich überzeugt, unter Berücksichtigung aller Aspekte die bestmögliche Entscheidung getroffen zu haben.

Nachdem mir der Herr Professor persönlich die Mammareduktionsplastik vorgeschlagen hatte, bestand kein Anlass zu zweifeln, dass er diese Kunst souverän beherrschen würde. Schließlich gehören Brustoperationen jeder Art zu den am häufigsten durchgeführten Maßnahmen der Plastischen Chirurgie. Neben seinen umfassenden Qualifikationen und einer schier endlosen Liste von Publikationen, auf die ich bei meiner Recherche stieß, fand ich ein ungewöhnlich zielstrebiges und konsequentes Curriculum Vitae.

Entscheidend für den uneingeschränkt positiven Eindruck, den Herr Professor Krayburg auf mich machte, waren darüber hinaus sein seriöses Auftreten und seine gewandten Umgangsformen. Bis zum Ende meiner weiteren, keineswegs erfreulichen Patientenkarriere bei ihm war ich immer wieder aufs Neue überrascht, wenn er mit Höflichkeit und nicht aufgesetzt, sondern authentisch wirkender Freundlichkeit auf mich zukam.

Meine erste Begegnung mit Herrn Professor Krayburg lag zum Zeitpunkt meines Bauch- und Busenabenteuers schon einige Jahre zurück. Ich hatte bei einem seiner Oberärzte ambulant eine harmlose Handoperation durchführen lassen und saß mit verbundener Hand herum, um meine Entlassungspapiere in Empfang zu nehmen. Herr Professor Krayburg kam des Weges, hinter ihm eine Entourage aus Krankenschwestern, Studenten, Assistenten und Oberärzten. Üblicherweise rauscht ein Klinikdirektor mit seinem Tross vorbei. Nicht so Herr Professor August Wilhelm Krayburg. Er hielt seine Mannschaft an, erkundigte sich, wer ich sei und verabschiedete mich mit einigen verbindlichen Worten und guten Wünschen.

Darüber war ich sehr überrascht. Erinnerte ich mich doch aus meinen eigenen Zeiten als Assistenzärztin an Universitätskliniken, dass nicht nur bei den Klinikdirektoren, sondern bereits beim ärztlichen Fußvolk Überlastung, Termindruck und ein überlanger Arbeitstag mit jeder Minute an Kontakt zu den Patienten geizen ließen. Mehr noch: Ich erlaube mir festzustellen, dass sich gerade im Fachgebiet Chirurgie und anderen operativen Fächern der Medizin manch ein Raubein findet, das geschickt operiert, sich aber schwertut, auch nur die grundlegenden Formen des menschlichen Umgangs anzuwenden.

Unter den Vertretern der Plastischen und Ästhetischen Chirurgie gibt es manch einen, dessen Schwelle ich gar nicht erst überschritten hätte. Bei meinen Wanderungen auf den vielfältigen Pfaden des Internets habe ich auf den Websites oftmals strahlende Menschen gefunden, die ein impertinent selbstzufriedenes Lächeln in ihren alterslosen Gesichtszügen tragen. Der Teint gebräunt, die Zähne strahlend weiß, das Haar in kräftiger Farbe, glatte Konturen, faltenfreie Haut, harmonische Nase – der Schönheitschirurg.

Professor Dr. med. August Wilhelm Krayburg verkörperte dagegen ein anderes Selbstbild. In seinem Auftreten wirkte er wie die Inkarnation eines englischen Gentlemans. Obwohl der Ordinarius das gediegene Alter von Mitte 50 erreicht hatte, zeigten zwar auch seine distinguierten Gesichtszüge einen glatten, fast jugendlichen Teint, bei dem ich mir in seinem Fall jedoch in keiner Weise die Wirkung von Botox und Hyaluron, geschweige denn weitergreifenderen Maßnahmen vorstellen konnte. Vielmehr den Spiegel eines Lebens für die Wissenschaft, fern von Kneipendunst, grellem Sonnenschein und harmlosen Vergnügungen, die im Laufe der Jahrzehnte bei einem solchen Lebensstil ihre dermatologischen Spuren hinterlassen hätten. Das nahezu weiße Haar war in seiner dichten Fülle militärisch kurz geschnitten und exakt gescheitelt. Eine dunkle Hornbrille setzte einen kräftigen Akzent und unterstrich den akademischen Habitus. Herr Professor Krayburg demonstrierte mit seinem Erscheinungsbild den Anspruch eines Alterns in Würde.

So auch in seiner Aufmachung. Zu grauen Flanellhosen, akkurat gebügelt, ein hellblaues Hemd, dazu natürlich eine dezente Krawatte, kombiniert mit einem klassisch geschnittenen, dunkelblauem Sakko oder einem makellos weißen, selbstverständlich nicht zerknautschten, sondern frisch gebügelten Arztkittel. Nicht chic und cool oder gar modisch gestylt. Nein, eben so, wie man sich einen seriösen Lehrstuhlinhaber und Wissenschaftler vorstellt.

Im Gespräch hielt der Professor typischerweise den Kopf leicht nach vorne und zur Seite geneigt, eine Haltung, die auch einem Pfarrer gut gestanden hätte. Zu dieser Assoziation trug auch die leise, wohl modulierende Stimme bei, deren Klang und Duktus immer wieder einmal den etwas betulichen, salbungsvollen Charakter eines Klerikers hatte.

Die Vorbesprechung sollte vier Wochen vor der Operation stattfinden. Dafür vereinbarte ich einen Termin im Sekretariat von Herrn Professor Krayburg.

Bevor ich meine Leser mit den Räumlichkeiten von Professor Krayburg vertraut mache, möchte ich sie in das Vorzimmer führen, das hier wie bei allen Großen dieser Welt den Zutritt zum Reich der Herrschaft überwachte. Hier waren das Foyer, die Lobby, der Empfang, hier befanden sich die Schaltzentrale und der Bauch der Abteilung. Chef, Oberärzte, Assistenten gingen ein und aus, Patienten wurden registriert und zur nächsten Etappe geschickt. Niemand kam an diesem

Knotenpunkt vorbei. Nachdem ich über einen Zeitraum von eineinhalb Jahren zu einer Stammkundin der Abteilung wurde, erschien auch ich hier regelmäßig und fühlte mich bald zu Hause.

Während in dieser Abteilung wie in der gesamten Branche der Plastischen Chirurgie unter der Ärzteschaft eindeutig das männliche Geschlecht dominiert, unterstand das Sekretariat der Vorherrschaft der Frauen.

Regentin dieser Einrichtung, ich möchte sogar behaupten, die graue Eminenz der Klinik für Plastische Chirurgie, war die Chefsekretärin Bella Hecht. Seit 18 Jahren war sie an diesem Platz und verfügte damit über etliche Jahre mehr an Erfahrung mit dieser Abteilung als ihr Chef und nahezu alle anderen Mitarbeiter. Frau Hecht hatte ein kalendarisches Alter von 46 Jahren, was sie gerne erzählte, um ihre Zuhörer in Erstaunen zu versetzen und Komplimente über ihr jugendfrisches Äußeres, ja ihre gesamte Erscheinung, einzusammeln. Für die Angebotspalette der Plastischen und Ästhetischen Chirurgie hätte man sich wohl kein gelungeneres Marketing vorstellen können.

Wenn ich mich hier in Bewunderung über Bella Hecht ergehe, dann nicht aus Mangel an Diskretion und Feingefühl. Nein, vielmehr als Multiplikatorin dessen, was die Chefsekretärin mir wie den anderen Besuchern freizügig kommunizierte. So hatte Frau Hecht an manch einer Körperregion die Möglichkeiten der Liposuktion erprobt, die immer glatte Stirn konnte als ein Werbeträger für Botox und das Geschick der Ärzteschaft dieser Abteilung dienen. Der helle Teint zeigte die Chancen, die eine Laserbehandlung bieten konnte. Darüber hinaus hatte Bella Hecht für noch zögernde Interessenten eine Sammlung von Vorher-Nachher-Bildern bereit. Auch von zahlreichen anderen Maßnahmen wie Epilation, Tätowierung und Permanent-Make-up konnte sie aus eigener Erfahrung berichten. Ob darüber hinaus weiteres an ihrer perfekten Erscheinung chirurgisch überarbeitet war, konnte ich nur vermuten.

Bella Hecht stellte damit die überzeugende Verkörperung der schon erwähnten wissenschaftlichen Forschung dar, dass die Plastische Chirurgie keineswegs, wie man früher glaubte, nur von neurotischen, irgendwie gestörten und charakterlich nicht gefestigten Frauen in Anspruch genommen wird. Frau Hecht repräsentierte vielmehr den Stand der Untersuchungen, dass gerade auch überdurchschnittlich selbstbewusste Frauen, die gewohnt sind, ihr Leben aktiv zu gestalten und damit auch auf ihren Körper gestalterisch Einfluss nehmen wollen, unter den Usern der Plastischen und Ästhetischen Chirurgie anzutreffen sind.

Gerne unterhielt sie die Passanten ihres Schreibtischs mit einem Hype aus ihrer Karriere. Als ein deutschlandweit berühmter Plastischer Chirurg, selbstherrlich und arrogant, eines Tages in ihr Sekretariat stolperte und es nicht für nötig erachtete, sich bei ihr vorzustellen, sondern nur schnoddrig nach dem Chef verlangte, wurde er von Bella Hecht, die seine Celebrity nicht erkannte, energisch in seine Grenzen gewiesen. Sie war in ihrem Auftritt so überzeugend, dass er sie nach wenigen Minuten für einen Posten in seinem Klinikimperium abwerben wollte.

Neben den Schwänken aus ihrem Leben beantwortete die Chefsekretärin konkret und präzise alle organisatorischen und praktischen Fragen, die sich mir im Laufe meines Busenprojekts stellten. Die logistischen Informationen zu den Operationsabläufen, später auch, weil dringend notwendig, beruhigende Worte, bekam ich von Bella Hecht.

»Sie brauchen einen Sport-BH. Kaufen Sie im Kaufhaus *Hybrid extreme* von Triumph, die aus dem Sanitätshaus sind viel zu teuer … Nach der Operation können Sie die Arme nicht heben. Bringen Sie eine Bluse und Strickjacke mit …«

Neben Frau Hecht hatte die Kollegin Moldenhauser ihren Arbeitsplatz. Frau Moldenhauser war erst kürzlich dazugestoßen. Was ihr verständlicherweise an spezieller Erfahrung fehlte, glich sie durch ruhige Freundlichkeit und höfliche

Umgangsformen aus. Mit stiller Zurückhaltung und in jeder Hinsicht unauffälligem Auftreten, kennzeichnenderweise fällt es mir schwer, mich an ihr Äußeres zu erinnern, ergänzten sich die beiden Sekretärinnen überzeugend. Wer dieses Duo zusammengeführt hatte, hatte ein glückliches Händchen und offenkundiges Gespür für Teambildung bewiesen. Für mich als gelegentliche Besucherin gab es keinen Hinweis auf offensichtliche Zänkereien und Rivalitäten, wie sie oft zwischen Arbeitskolleginnen ausgetragen werden und ich solche zwischen den männlichen Vertretern der Abteilung noch erleben sollte.

Ich erinnere mich ausschließlich gerne an meine Stopover in diesem Vorzimmer. Hier herrschten entspannte Atmosphäre und freundliche Stimmung. Trotz zweier bimmelnder Telefone und habituellem Multitasking fand ich bei Frau Hecht und Frau Moldenhauser keine Anzeichen von Hektik oder Zeitmangel. Hätten alle Mitarbeiter der Abteilung so viel Kompetenz und Freundlichkeit wie diese beiden Sekretärinnen gezeigt, wäre dieses Buch nicht entstanden.

Vielleicht das Wichtigste stellte ein Phänomen dar, das mir in der übrigen Abteilung nirgendwo sonst begegnete. Frau Hecht und Frau Moldenhauser erkundigten sich mit konsequenter Regelmäßigkeit nach meinem Befinden und zeigten bis zum Ende meines Busenabenteuers echtes Interesse an meinem Schicksal.

»Wie geht es Ihnen?«, fragten sie nicht nur so flüchtig dahingemurmelt, sondern mit überzeugender Anteilnahme. Weder der Herr Professor noch mein weiterer Operateur erkundigten sich nach meinem Befinden. »Geht's gut?«, mehr auf dem Level eines »How do you do?« oder »Ça va?« war das Äußerste, wozu sich die Ärzte hinreißen ließen.

Über das Vorzimmer und nach freundlicher Begrüßung durch Frau Hecht wurde ich in das Chefarztzimmer gebeten. Jetzt wurde es ernst.

Professor August Wilhelm Krayburg residierte in einer

Räumlichkeit, um die ihn manch ein Chefarzt und Klinikdirektor beneiden dürfte. Ein lichtdurchfluteter, großzügig bemessener Raum, dessen eine Schmalseite von einer Bücherwand ausgefüllt wurde, ein Hinweis auf die umfassenden wissenschaftlichen Interessen des Lehrstuhlinhabers. Im Zentrum ein Schreibtisch von imponierenden Ausmaßen, das gesamte Mobiliar in zurückhaltend modernem Styling. Eine Sitzgruppe aus schwarzem Leder in klassischem Design rundete die innenarchitektonisch ausgereifte Gesamtkomposition ab. Sicher nicht Ikea, eher De Sede oder Casina, mindestens Cor. Zwei Sofas im rechten Winkel zueinander, gruppiert um einen Glastisch, ergänzt von einigen Sesseln. Hier durften Besucher und Patienten Platz nehmen.

Chapeau. Dieses beeindruckende Ensemble belegte Stilgefühl und Sinn für Ästhetik des Ordinarius und ließ den Rückschluss auf eine gleichermaßen hohe gestalterische Kompetenz des Herrn Professor in seinem Fachgebiet der Plastischen und Ästhetischen Chirurgie zu.

Nach der Begrüßung leitete Herr Professor Krayburg das Gespräch ein.

»Was wollen Sie?«

Diesen oder einen ähnlichen Satz habe ich im Verlauf meiner Operationskarriere von jedem, der sich mit der Operation meines Busens befasste, zu hören bekommen. Ich hatte mich auf dieses Gespräch vorbereitet.

»Ich möchte einen kleinen Busen, der in seiner Größe zu meinem Körper passt und damit harmonische Proportionen ermöglicht. Also keinen Busen à la Marylin Monroe, sondern eher wie Jane Birkin.«

Zur Illustration hatte ich Fotos mitgebracht, die kleine Brüste zeigten.

»Natürlich weiß ich, dass nicht alles machbar sein wird. Was ist möglich?«

Grundlage weiterer Überlegungen und der Operationsplanung stellte zunächst einmal die visuelle Bestandsaufnahme meines aktuellen Busens dar. Herr Professor Krayburg lehnte entspannt mit dem Rücken zum Fenster auf dem Ledersofa, die Arme vor der Brust verschränkt.

»Dann lassen Sie uns einmal sehen!«

Ich möchte nicht sagen, dass sich der Herr Professor auf seinem Fauteuil räkelte. Dennoch hatte diese Szene, die sich in den nächsten Monaten noch einige Male wiederholen sollte, etwas Privates.

Darüber hinaus: etwas diskret Obszönes.

Auf der anderen Couch, die im rechten Winkel stand, saß ich wie auf einer Bühne, durch das großflächige Fenster in helles Scheinwerferlicht getaucht, und entblößte vor den beobachtenden Blicken des Herrn Professor meinen Busen. Ich legte mein Jackett ab, zog das T-Shirt über den Kopf und wurschtelte meinen überarbeitungsbedürftigen Busen aus dem Büstenhalter.

Ein Striptease im Ambiente einer Clublounge!

Ich habe keine Hemmungen, eine öffentliche, gemischte Sauna zu besuchen. Schließlich sind die wenigsten Körper ohne Verhüllung ideal. Aber dieses Szenario im Rahmen einer körperlichen Untersuchung an einer Universitätsklinik empfand ich als peinlich, ja geradezu entwürdigend und erniedrigend.

Selbst in einer einfachen Hausarztpraxis, wo dank Regelleistungsvolumina und Kostenbremse im Gesundheitswesen häufig an jedem Quadratmeter Praxisfläche gespart werden muss, ist es heutzutage üblich, den Patienten die Möglichkeit zu geben, sich diskret hinter einem Paravent oder Vorhang, auf jeden Fall unbeobachtet, zu entkleiden.

Angesichts der Dimensionen dieses Chefarztzimmers von bestimmt 30 Quadratmetern wäre es sicherlich möglich gewesen, eine innenarchitektonisch akzeptable Lösung für ein dezentes Entkleiden zu schaffen. Allerdings nur unter einem gewissen Verzicht auf Eleganz und Weitläufigkeit der chefärztlichen Räumlichkeit. Offensichtlich waren solche Einschränkungen Herrn Professor Krayburg seine Patienten nicht wert. Dem Ordinarius und Chefarzt mangelte es weder an Raum noch aufwändigem Design. Es fehlte an Sensibilität gegenüber dem natürlichen Schamgefühl seiner Patienten und deren Bedürfnissen nach Wahrung von minimaler Intimität.

Ähnliche Verhältnisse herrschten auch in den Räumen der Allgemeinambulanz dieser Abteilung, die ich später kennenlernen sollte. Auch in der Ambulanz wurde ich aufgefordert, mich vor den beobachtenden Blicken der Ärzte auszuziehen. Diese Szenen wurden jedoch an dieser Stelle deutlich abgemildert durch die nüchterne, rein medizinische und damit an den praktischen Bedürfnissen einer Klinikambulanz ausgerichtete Umgebung. Anders als in der Privatsprechstunde des Herrn Professor wirkte dort dieser Teil der Untersuchung eher wie eine lästige, etwas unangenehme Notwendigkeit, nicht wie eine Herabwürdigung.

Wenn ich jetzt meine Entrüstung über das Stripteaseambiente schildere, wundere ich mich, dass ich damals diese Gegebenheiten zwar registrierte, gleichwohl immer wieder klaglos hinnahm.

Ich war Patientin.

Über dieses Phänomen werde ich meinen vielleicht überraschten Lesern in einem weiteren Kapitel berichten.

Nach der Inspektion meiner Brust ging Professor Krayburg in Planung. Nachdem er sich nach den Modalitäten der ersten Operation vor rund 37 Jahren erkundigt hatte, zu denen ich bekanntlich wenig erzählen konnte, kündigte er an, dass er diese Operation voraussichtlich zusammen mit seinem Oberarzt Dr. Franz Bauer durchführen werde. Vermutlich werde er die Operationstechnik nach Höhler anwenden, nach der ich wohl bereits 1974 operiert worden war.

Beide Ankündigungen erschienen mir vertrauenserweckend. Die Aussicht, dass auch hier nach dem früheren Erfolgsrezept gearbeitet werden sollte, wirkte überzeugend. Von Oberarzt Bauer als erfahrenem Brustoperateur der Abteilung hatte ich schon gehört. Zu den ausgebreiteten Fotos und meinem Wunsch nach einer kleinen Brust, ähnlich der Größe nach der Operation in meiner Jugend, meinte Herr Professor Krayburg:

»Ich kann Ihnen ein kleines C- oder großes B-Körbchen zusagen. Aber ich kann Ihnen nicht den Busen einer Zwanzigjährigen versprechen.«

Wir lachten beide, an dieser Stelle bekam das Gespräch eine heitere Atmosphäre.

Professor Krayburg schilderte mir die möglichen Risiken und notierte diese auf einem vorgedruckten Aufklärungsbogen, den ich zu Hause durchlesen und unterschrieben zurückbringen sollte. Die Risiken lagen in den eventuellen körperlichen Komplikationen wie Wundheilungsstörungen, Infektionen, Narbenbildung, leichten Asymmetrien, Lipolyse von Fettgewebe und Nekrose der Brustwarzen. Das waren für mich geläufige Risiken, die mich wenig beeindrucken und erschrecken konnten. Auf Nachfragen bekam ich als das wirklich relevante Risiko zu hören:

»Mamillennekrose«, also Absterben der Brustwarzen, und auf mein nochmaliges Nachfragen: »Risiko von 30 Prozent.«

Bei dieser Aussicht zuckte ich doch etwas zusammen, beruhigte mich aber rasch:

»Dann gehe ich davon aus, dass ich nicht zu diesen 30 Prozent zählen werde.«

Gut vorbereitet, wie ich in dieses Gespräch gegangen war, erkundigte ich mich hinsichtlich der Rechtslage bei möglichen Komplikationen, Nachsorge und den Vorsichtsmaßnahmen, die ich nach der Operation zu berücksichtigen hatte. Wie lange kein Sport? Wie ich bereits wusste, waren nach der Operation besonders stabile BHs obligatorisch. Welches Modell, für wie lange?

Der Anblick des Herrn Professor, der auf diese Frage ratlos

schaute, während er meinen aktuellen Büstenhalter Cup E mit zwei Fingern hielt, wurde für mich erst wesentlich später verständlich.

»Der wird Ihnen nicht mehr passen! Fragen Sie am besten meine Sekretärin Frau Hecht, die kennt sich aus.«

Herr Professor Krayburg verabschiedete mich:

»Wir sehen uns also in vier Wochen.«

Bestens gelaunt ging ich nach Hause und freute mich auf meine Zukunft.

Countdown mit Störungen

Meine organisatorische Planung der Operation hatte zahlreiche Monate vor dem anvisierten Operationszeitpunkt begonnen.

Für den optimalen Termin waren einige Aspekte zu berücksichtigen. Ich musste davon ausgehen, dass ich circa 14 Tage für die gesamte Maßnahme benötigen würde, bis ich ausreichend erholt und in neuer Schönheit wieder auftreten könnte. Das bedeutete für zwei Wochen Schließung meiner Praxis. Als Selbstständige genehmigte ich mir somit entweder zwei Wochen weniger Urlaub oder ich hätte für den Zeitraum von zwei Wochen weniger Einnahmen, was die Operationskosten erhöhen würde. Um die Geduld meines Mannes nicht zu überfordern sollte ein Zeitraum gewählt werden, der sich möglichst unauffällig in unseren Jahresurlaubsplan einpasste und nicht mit einem spannenden Reiseprojekt kollidierte. Der Zeitpunkt sollte nicht im Hochsommer liegen, um nicht unter Verbänden und in der stickigen Klinik schwitzen zu müssen. Zusätzlich wollte ich uns die Bade- und Wandersaison nicht vermiesen ... Als der bestmögliche Termin erschien mir unter Berücksichtigung all dieser Aspekte die Woche vor Ostern zu sein.

Nachdem ich meine grundsätzliche Entscheidung getroffen hatte, begannen die Terminverhandlungen mit dem Sekretariat von Herrn Professor Krayburg.

»Fragen Sie Ende Januar wieder nach, dann liegt der Kongressplan vor«, vertröstete mich Frau Hecht.

Ungeduldig wartete ich auf die letzten Januartage, um mich erneut im Vorzimmer melden zu können.

»Die Kongressplanung und der Urlaub von Herrn Professor

Krayburg liegen noch nicht vor. Ich melde mich bei Ihnen, sobald ich mehr weiß.«

Dank eines ausgeklügelten Selbst- und Zeitmanagements zurre ich seit 20 Jahren meine Urlaubs- und Fortbildungszeiten bereits Anfang eines jeden Jahres komplett fest – meine Patienten können das bezeugen. Da ich selbst für mein Busenprojekt in Planung gehen musste, war es mir nicht nachvollziehbar, dass der CEO eines kleinen Unternehmens, wie es die Abteilung von Herrn Professor Krayburg darstellte, zu diesem Zeitpunkt noch keine Jahresplanung vorlegen konnte. Zwei Wochen später hatte mich Frau Hecht wieder am Telefon. Sie zeigte wie immer große Geduld.

»Ich kann Ihnen leider noch gar nichts sagen. Überhaupt, das müssen Sie wissen: Herr Professor Krayburg kann seine Operationen noch eine Woche oder wenige Tage vor dem Termin verschieben.«

Schöne Aussichten.

Anfang März erreichte mich der Anruf von Frau Hecht.

»Ich gratuliere. Sie sind am Mittwoch vor Ostern für die Operation eingetragen. Aber ich sage Ihnen nochmals: Versprechen kann ich Ihnen nicht, dass die Operation tatsächlich an diesem Tag durchgeführt wird.«

Ich hielt diese latenten Drohungen für alberne Wichtigtuerei einer profilierungssüchtigen Vorzimmerdame. Damals wusste ich noch nicht, mit wem ich es bei Bella Hecht zu tun hatte. So schlug ich alle aufkommenden Bedenken in den Wind und ging meinerseits in Planung.

Es gibt ein Procedere, das regelhaft einer Brustverkleinerungsoperation vorauszugehen hat.

Knapp vier Wochen vor dem geplanten Operationstermin fand die bereits geschilderte Vorbesprechung mit Herrn Professor Krayburg statt. Wie sich meine Leser erinnern werden, wurde mir dabei der Operationstermin bestätigt. Nach dieser Besprechung unterzeichnete ich die Vertragsunterlagen, die von Frau Hecht bereits vorgefertigt waren: Aufklärungsmaterial mit den individuellen Ergänzungen durch Herrn Professor Krayburg und Honorarvereinbarung für die Operation mit Hinweis auf die weiteren Kosten für die Anästhesie sowie für den stationären Aufenthalt. Nun musste ich eine vorgegebene To-do-Liste abarbeiten:

Eine Woche vor der Operation hatte ich einen Untersuchungstermin mit einem Anästhesisten zu absolvieren, da eine Mammareduktion in Vollnarkose durchgeführt wird. Dazu benötigte ich einen internistischen Befund und aktuelle Blutwerte, nicht älter als 14 Tage.

In der Klinik war zeitnah zur Operation ein Termin für ein Fotoshooting zu vereinbaren, um im Interesse aller Beteiligten den Zustand meines Busens vor der Operation zu dokumentieren. Die Abteilung für Plastische Chirurgie beschäftigt eine Fotografin. Eine Fotodokumentation vor und nach der Operation ist nicht nur für das interne Qualitätsmanagement sinnvoll. Bei ästhetischen Operationen stellt sie für die Operateure ein überzeugendes, da unbestechliches Beweismaterial dar, um gegenüber Nörgeleien unzufriedener Patienten gewappnet zu sein wie:

»Meine Nase war aber vorher viel schöner …«

Abgesehen von meinen eigenen organisatorischen Planungen war ich in den nächsten Wochen beschäftigt, dieses Timing exakt einzuhalten. Von Klagen meinerseits keine Spur! Während ich sonst immer einmal meinen langen Arbeitstag beklage, mich über meinen chronischen Zeitmangel beschwere und mit diesem Gejammer meinen Mann nerve, nahm ich diese Zeitfresser gerne, ja sogar freudig, in Kauf. Die zahlreichen Stunden, die ich für meinen Busenrelaunch aufzuwenden hatte, stellten schließlich eine Investition in meine zukünftige Zufriedenheit dar. Von dieser Aussicht ließ ich mich bereits im Vorfeld beflügeln.

Der Countdown lief. Eine Woche vor dem Operationstermin

erschien ich im Klinikum für ein Gespräch mit dem Vertreter der Anästhesie. Dafür holte ich die Unterlagen im Vorzimmer von Professor Krayburg ab, brachte diese von dem Anästhesisten bearbeitet wieder zurück, ging dafür einige Male im Sekretariat ein und aus, wartete dort und plauderte ein wenig mit den Damen.

»Wann soll ich am Operationstag in die Klinik kommen?«, erkundigte ich mich schließlich im Hinausgehen.

»7 Uhr morgens, nüchtern, auf Station 27. Übrigens, Sie wissen schon, dass Herr Professor Krayburg in der Woche vor Ostern in Urlaub ist?«, meinte Frau Hecht, während sie in einem Papierstapel herumkramte.

Wie bitte? Mir verschlug es die Sprache.

»Ich habe Ihnen doch schon gesagt – bei dem Herrn Professor Krayburg kann immer etwas dazwischen kommen. Die Termine können sich ganz kurzfristig ändern.«

Ich war perplex, glaubte, nicht richtig verstanden zu haben, überschüttete Frau Hecht mit einem verworrenen Wortschwall. Das konnte nicht sein! Meine gesamte Planung basierte auf genau diesem Termin, den ich langfristig anberaumt und vom Sekretariat, nicht zuletzt vom Herrn Professor persönlich, bestätigt bekommen hatte. Meine Vorbereitungen hatten schließlich nicht nur begonnen, sie waren nahezu abgeschlossen!

Die Sekretärin zeigte zwar Verständnis und Mitgefühl für meine Situation, blieb jedoch ihrerseits völlig gelassen.

»Wir haben das Problem immer wieder.«

»Und was soll ich jetzt machen?«

In meinem Kopf war ratloses Chaos, da ich mir in Hinblick auf meine komplexe Logistik keine kurzfristige Alternative vorstellen konnte. Frau Hecht war mit Telefon, einer anderen Patientin, dem Anliegen eines durcheilenden Assistenzarztes und nochmals einer Patientin beschäftigt. Die Türen öffneten und schlossen sich, es ging zu wie im Taubenschlag. Ich stand immer noch herum. Schließlich wandte sich Frau Hecht wieder mir zu.

»Passen Sie auf. Fragen Sie doch unseren Oberarzt Dr. Bauer. Der hat viel Erfahrung mit Brustoperationen und gute Ergebnisse. Meine Freundin hat sich auch von ihm operieren lassen, meine Mutter überlegt es sich auch schon.«

Pardon. Ich hatte die Operation von niemand anderem als dem Ärztlichen Direktor der Klinik und Lehrstuhlinhaber für Plastische Chirurgie höchstpersönlich angeboten bekommen. Warum sollte ich mich nun mit der zweiten Wahl begnügen?

»Ich sag's Ihnen doch: Den kann ich sehr empfehlen!«

Während sich in mir noch ein emotionales Knäuel von Bedenken und Zweifeln, Zorn auf den Herrn Professor und Entrüstung gegenüber dem Vorschlag seiner Sekretärin, gleichzeitig ein wenig aufkeimende Hoffnung verhedderten, ging die Tür auf. Herein kam oder angesichts seiner erheblichen Leibesfülle und hühnenhaften Körpergröße eher rollte eine imponierende Gestalt in grünem OP-Dress und lässig darüber wehendem Arztkittel: Oberarzt Dr. Franz Bauer.

»Na sehen Sie, da kommt er ja persönlich. Jetzt können sie ihn gleich fragen.«

Auch wenn ich noch zweifelte, war mir die Gunst des Augenblicks sogleich bewusst und ich stellte mich in einem eineinhalbminütigen Kurzexposé bei dem Herrn vor. Mein werbeträchtiges Fazit:

»Ich glaube, man hält mich hier für einen interessanten Fall.«

Was nun folgte, toppte in seiner Art den Sensationswert von Bella Hechts News und machte mich nochmals sprachlos.

»Ich würde Sie ja gerne operieren, aber ich darf Ihnen nichts, gar nichts sagen. Überhaupt darf ich hier gar nichts. Ich bin zwar seit 23 Jahren in dieser Abteilung, aber das zählt nicht. Hier hat nur einer etwas zu sagen, der Herr Professor. Der ist zwar noch nicht alt, nicht viel älter als ich. Er herrscht dennoch wie einer von den Chefs aus ganz alten Zeiten.«

In Schwung gekommen zog er sein OP-Mützchen vom

Kopf und präsentierte die Fülle seines leuchtend blonden Haars.

»Alle interessanten Operationen macht er. Wenn es bei Privatpatienten etwas zu verdienen gibt, lässt er niemand anderen ran. Ich werde nur gerufen, wenn er mich braucht. Ich habe hier leider nichts zu sagen. Da müssen Sie mit diesem Herrn selbst reden.«

Ich bitte meine Leser mir nachzusehen, wenn ich dieses Zitat nur noch annäherungsweise, also in einer gewissen epischen Freiheit, präsentieren kann.

Aber meine Schilderung trifft, ich schwöre es, sehr prägnant Inhalt und Tenor seiner Worte. Ergänzend stelle man sich bitte noch den aggressiven, anschuldigenden Klang eines kräftigen Baritons mit unverkennbar bajuwarischem Akzent vor. Oberarzt Bauer musste südlich des Weißwurstäquators seinen Ursprung haben.

Während meiner Tätigkeit als Assistenzärztin an verschiedenen Universitätskliniken habe ich so manches erlebt. Neid und Missgunst zwischen den Assistenten, Hinterhältigkeit und Intrigen unter den Oberärzten, Zank und Streit in allen Lagern. Da diese Kliniken in der universitären Hierarchie hoch geratet waren, ging es unter Assistenzärzten und erst recht innerhalb der Führungsriege um viel.

Noch relativ harmlos waren diese oder ähnliche Fragen: Wer wird Stationsarzt? Wer muss an unerwünschten Terminen Nacht- und Wochenenddienste schieben? Wer kann zügig in die nächste, für die Facharztweiterbildung erforderliche Abteilung wechseln?

Für die narzisstische Balance und mehr noch von existentieller Bedeutung für die Lebensplanung waren die darüber hinaus reichenden Fragestellungen: Wer kann möglichst ungestört von lästiger Patientenarbeit seine wissenschaftliche Forschung durchziehen? Wer darf sich habilitieren? Wer bekommt gar dank des imperialen Netzwerks des Klinikdirektors die Chance, vielleicht eines Tages mit einem Lehrstuhl, einer Professur oder zumindest einer Chefarztposition belohnt zu werden?

So waren mir üble Nachrede, Verleumdungen, Sticheleien und das gesamte Spektrum ähnlicher Bosheiten aus den Klinikalltag geläufig. Niemals und nirgendwo hätte aber irgendjemand, auf welchem Karriereniveau auch immer, gewagt, so ungeschminkt vor einem Patienten klinikinterne Streitereien zu offenbaren. Mehr noch: Absolut undenkbar und völliges No-go wäre gewesen, vor den Ohren eines Patienten über den Chefarzt herzuziehen und den Klinikdirektor schlechtzumachen.

Nach seiner Tirade rauschte Oberarzt Dr. Franz Bauer davon.

Wie war so etwas möglich? Unübersehbar gab es hier ein Konfliktfeld, in dem es nur einen Funken brauchte, um die Flammen hoch auflodern zu lassen. Dem Klinikdirektor musste es grundlegend an Autorität und Führungsqualitäten mangeln, wenn sich sein Oberarzt einen derartigen Auftritt erlauben konnte. Was spielte sich in dieser Abteilung ab? Auch wenn ich nur diese eine Szene miterlebt hatte, konnte ich davon ausgehen, dass diese nicht die erste und letzte ihrer Art war, die sich Oberarzt Dr. Bauer geleistet hatte.

Frau Hecht und Frau Moldenhauser verharrten zu diesem Vorfall in professionellem Schweigen.

»Passen Sie auf, ich frage Herrn Professor Krayburg nachher, wenn er aus dem OP zurück ist. Ich werde Sie anrufen.«

Kaum zu Hause angekommen verkündete mir Frau Hecht die frohe Botschaft:

»Herr Professor Krayburg wird zwar in Urlaub sein, aber er kommt in die Klinik, um Sie zu operieren.«

Welch eine Ehre! Prima, alles war okay.

Zwei Tage, genauer gesagt keine 48 Stunden vor dem Operationstermin, meldete ich mich telefonisch im Sekretariat. Die Internistin, die die ambulanten Voruntersuchungen (EKG, Blutwerte) durchgeführt hatte, empfahl mir, vor der Operation mit einer Antibiotikabehandlung zu beginnen. Deswegen rief ich an. Frau Moldenhauser begrüßte mich erfreut:

»Wie schön, dass Sie anrufen, Herr Professor Krayburg möchte Sie sprechen.«

Der Professor gab mir kurz und knapp bekannt:

»Wir müssen Ihre Operation verschieben. Wegen der Osterfeiertage stehen die Operationssäle nur eingeschränkt zur Verfügung und müssen für Notfälle bereitgehalten werden.«

Noch einmal verschlug es mir die Sprache. Glücklicherweise war ich geistesgegenwärtig und reagierte sofort.

»Anfang März wurde der Operationstermin vereinbart, vor knapp vier Wochen und nochmals vor wenigen Tagen haben Sie ihn mir bestätigt. Die Verhältnisse in den Operationssälen während der Feiertagsperiode waren Ihnen bekannt. Eine Verschiebung der Operation ist mir nicht möglich.«

Offensichtlich überrascht über den Widerspruch und energischen Ton wurde der Herr Professor unwirsch.

»Sie sind ein Ausbildungsfall. Da müssen Sie sich auf unsere Terminplanung einstellen.«

Diese Kondition hörte ich zum ersten Mal. Aber auch diese konnte für mich kein Argument sein.

»Sollten Sie in Urlaub sein, lasse ich mich gerne von Ihrem Oberarzt Dr. Franz Bauer operieren. Bekanntlich hat er viel Erfahrung in Brustoperationen und Sie wollten doch ohnehin mit ihm zusammen operieren. Mir ist es nicht möglich, meine Operation zu verlegen.«

Meine Worte und die Drohung, die Operation durch den Oberarzt durchführen zu lassen, waren unmissverständlich. Der Operationstermin wurde mir nochmals für den vereinbarten Mittwoch bestätigt.

Die 1. Operation

Der Operationstag war gekommen. Heute war es so weit! Ich war in allerbester Stimmung. Die Tage zuvor hatte ich in meiner Praxis mehr als genug Arbeit und daher keinerlei Zeit für überflüssige Bedenken oder gar Sorgen gehabt.

Zum letzten Mal betrachtete ich im Spiegel meinen Busen. Für meinen zierlichen Körper mit knabenhaften Hüften viel zu groß, die Brüste ausladend und schwer hängend, in Richtung meiner schlanken Taille abgesunken. Durch die Zunahme der Brust waren die Brustwarzen um einiges zu weit in die Mitte gerutscht. Ein unharmonischer Eindruck. Ohne jegliche Trauer oder auch nur Wehmut verabschiedete ich mich von diesem Anblick.

Voller Vorfreude und Ungeduld beauftragte ich meinen Mann, mich so frühzeitig in die Klinik zu fahren, dass ich bereits um 6.30 Uhr, eine halbe Stunde vor dem vorgesehenen Zeitpunkt, auf der Station eintraf.

Hier empfing mich der charakteristische Klinikgeruch, der an Zeiten erinnerte, die für mich jahrzehntelang zurücklagen. Eine in ihrer Art einzigartige Mischung. Die Mixtur verschiedenartiger Putzmittel, durchzogen von den Essensdüften mindestens des letzten Tages wenn nicht gar von mehreren Tagen, das Ganze vermengt mit dem Mief ungelüfteter Patientenzimmer, darüber ein Hauch der ubiquitären Desinfektionsmittel, alles verquirlt mit dem Geruch eines undefinierbaren Tees.

Auch das Leben nahm hier seinen bekannten, alltäglichen Lauf. Szenarien, die mir vertraut waren und Erinnerungen an mein Medizinstudium aufkommen ließen. Krankenschwestern huschten hin und her. Frühstück wurde gebracht. Infusionsständer herumgerollt. Patienten schlurften durch den Gang. Die ersten Ärzte trafen ein.

Ich wurde von einer Schwester aufgenommen und zu meinem Bett geleitet.

»Machen Sie schnell, Sie werden bald abgeholt.«

Im Zimmer waren zwei weitere Patientinnen. Rasch hatte ich mein Krankenhausgepäck verstaut und mich für den Weg in den Operationssaal umgezogen. Flügelhemd, sonst ein Kleidungsstück für ein Baby, Antithrombosestrümpfe und ein zarter Slip im Netzdesign.

Jetzt wartete ich und fühlte dabei doch etwas Unruhe in mir aufkommen. Viele andere Frauen würden mit einem Busen wie dem meinen, den ich mir gerade just for fun abschneiden lassen wollte, zufrieden und unbeschwert durch ihr Leben gehen. Die Operation fürchtete ich nicht. Wenn mich etwas in Hinblick auf die nächsten Stunden besorgt machte, dann war das nur die Narkose. Ich konnte mich schnell beruhigen. Mit der Wahl des Universitätsklinikums hatte ich hinsichtlich der Anästhesie die sicherste Variante gewählt. Sollte sich dennoch der völlig unwahrscheinliche Fall ereignen und Komplikationen eintreten, wären hier alle Möglichkeiten der Hightechmedizin inklusive Intensivstation und qualifiziertem Personal in ausreichender Anzahl vorhanden. Bevor ich mich weiter meinen Zweifeln hingeben konnte, ging es los.

In einem Behandlungszimmer erwartete mich ein Arzt, in der Hand ein Zentimetermaß und einen Filzstift.

»Ich bin Dr. Weinberger, Funktionsoberarzt. Herr Professor Krayburg und ich werden Sie operieren. Ich mache die Vorzeichnungen, der Professor wird diese nochmals überprüfen.« Und auch jetzt die Standardfrage:

»Was wollen Sie?«

»Wie ich mit Herrn Professor Krayburg besprochen habe, will ich einen kleinen Busen, der harmonisch zu meinem Körper passt, nicht ein Busen à la Marylin Monroe, sondern eher wie Jane Birkin.«

»Sie bekommen ein kleines C- oder großes B-Körbchen. Ich werde das Professor Krayburg nochmals sagen.«

Vor einer Brustverkleinerungsoperation muss gemessen, gerechnet und gezeichnet werden. Dafür werden einige Strecken vermessen und Relationen ausgetüftelt. Wohin sollen die Mamillen platziert werden? In welcher Höhe des Oberkörpers, in welchem Abstand zueinander und zum Jugulum? Wo sitzen die Ellenbogen, wo ist das Sternum?

Ich wurde hingestellt, vor mir auf einem Hocker saß der Chirurg. Er dürfte circa Mitte 30 gewesen sein, schmal und blass, angestrengt und müde, vielleicht gerade aus einem Nachtdienst gekommen? Er strich sich immer wieder die Haare aus der Stirn, während er meinen Oberkörper mit grünen Linien und Punkten überzog. Schnell, fast hastig, sehr konzentriert und offensichtlich routiniert. Kurz realisierte ich, welch merkwürdigen Anblick ich wohl bot. Egal, in spätestens vier Stunden würde ich mich an meinem neuen Busen erfreuen!

Für mich war es höchst spannend, meinem Anzeichner zuzuschauen. Zu diesem Zeitpunkt war mir noch nicht bekannt, dass diese Anzeichnungen, auf deren Basis die Schnittführung als entscheidender Teil der Operation erfolgen sollte und die somit für das Operationsergebnis relevant sind, im Regelfall vom Operateur selbst durchgeführt werden. Mit der Ratifizierung meines Honorarvertrags hatte ich meinen Busen Herrn Professor Krayburg als dem zuständigen Experten überantwortet und mich danach nicht für die Operationsmaßnahmen interessiert. Warum sollte ich auch?

»Schneiden können viele, zeichnen nur wenige«, warnte bereits 1979 Professor Wolfgang Mühlbauer, einer der Väter der Plastischen Chirurgie in Deutschland (SPIEGEL 1979).

Ich wurde wieder in mein Bett geschickt, bekam ein Beruhigungsmittel und rollte wenig später Richtung Operationssaal.

Als Gesunde hatte ich die Operation angetreten. Beim Aufwachen aus der Narkose fühlte ich mich eindeutig wie eine Kranke. Mit leicht erhöhtem Oberkörper lag ich im Krankenbett, etwas benommen, müde, schlapp. Meine Brust brannte und schmerzte, ich konnte mich kaum bewegen.

Zu beiden Seiten hingen Schläuche an mir, die irgendwo in der Region meines Busens ihren Ursprung hatten. Dort verspürte ich ein schmerzhaftes Stechen. Ein Drainagesystem, um die Nachblutungen abzuleiten. Aus diesem floss Blut in herabbaumelnde Flaschen. Trotzdem war ich entspannt und fast euphorisch. Egal, nur das Ziel zählt!

Kaum dass ich meiner Sinne wieder halbwegs mächtig war, wollte ich meinen neuen Busen betasten. Ein dickes Verbandspolster hinderte mich daran. Schade, zu gerne hätte ich den Erfolg meiner Strapazen einmal befühlt.

In einem Krankenzimmer ist ein ständiges Kommen und Gehen. Essen wird gebracht und das Geschirr abgeholt, eine Putzfrau wedelt herum, eine Krankenschwester kommt zum Fieber- und Blutdruckmessen, verschiedene Vertreter der Ärzteschaft gehen ein und aus. Meine beiden Mitpatientinnen waren wie viele ihrer weiblichen Geschlechtsgenossinnen recht gesprächig, so auch im Krankenbett. Wenn sie sich nicht miteinander unterhielten, telefonierten sie oder empfingen Besuch. Wenige Stunden nach der Operation war also an Ruhe oder gar Schlaf nicht zu denken.

So erging ich mich in meinen Tagträumen und sah mich nun endlich durch die Geschäftsstraßen promenieren. Da meine Brustverkleinerung am Horizont näher rückte, hatte ich in den Monaten zuvor dem Kaufdrang, der mir wie zahlreichen anderen Frauen eigen ist, immer weniger nachgegeben. Ich hatte den Frühjahrskollektionen in den Auslagen nur zugeblinzelt und die Angebote gesichtet, war aber standhaft geblieben. Jede Ergänzung meines Kleiderschranks wäre jetzt, noch mehr als ohnehin, ganz und gar Verschwendung gewesen. Konnte ich doch zurecht davon ausgehen, dass nach erfolgter Überarbeitung meines Busens die Mehrzahl dieser Beutestücke circa zwei Konfektionsgrößen zu groß gewesen wäre.

Jetzt erlaubte ich mir, hemmungslos von knappen Jacketts und taillierten Blusen, deren Schultern endlich nicht zu breit waren, zu träumen, einem schmal geschnittenen T-Shirt, einem neuen Badeanzug ... Wohin sollte ich meine Schritte zuerst lenken? Die einzige Begrenzung, die sich zukünftig meinem Kaufrausch stellen könnte, war mein Konto, das die Operationskosten noch zu schlucken hatte.

Im Verlauf des Nachmittags kam ein junger Arzt, ein Japaner, der bereits in Deutschland studiert hatte und perfekt Deutsch sprach.

»Ich bin Dr. Ito. Ich habe bei der Operation assistiert.«

Er dürfte noch keine 30 gewesen sein, vielleicht gerade zu Beginn seiner Facharztausbildung. Klein und zierlich, höflich und korrekt. Indem er vorsichtig die Verpackung meines Busens löste und rechts und links unter die tiefer gelegenen Schichten lugte, kontrollierte er die Wunden. Diese Zeremonie wiederholte sich bis zu meiner Entlassung noch mehrfach, auch nachts. Das entscheidende Operationsrisiko stellte bekanntlich eine Durchblutungsstörung im Bereich der Brustwarzen dar. Alles in Ordnung, Dr. Ito war zufrieden. Während er an Tupfern und Verbandsmull herumnestelte und die Drainagen überprüfte, erkundigte er sich nach meinem Befinden und fragte schließlich leise:

»Warum sind Sie nicht zu Professor Vallecca gegangen?«

Erfreut über ein wenig Ansprache und Abwechslung erzählte ich bereitwillig von meinen Bedenken hinsichtlich der Anästhesie in Privatkliniken, plauderte weiter über meine diversen Kontakte innerhalb der Ärzteschaft, die es mir unmöglich erscheinen ließen, von einem Vertreter dieser Kreise auf Professor Valleccas Operationstisch anlässlich einer Busen-OP ertappt zu werden.

Das Verblüffende an Dr. Itos Frage wurde mir erst später bewusst. Was fiel dem jungen Assistenzarzt ein? Er dürfte nur als »Hakenhalter« an der Operation mitgewirkt haben, also als einer der beiden Hilfsarbeiter am OP-Tisch, die den zwei

Operateuren in körperlich ermattender Fronarbeit das Operationsfeld freihalten. »Haken halten, Maul halten« lautet ein Spruch unter raubeinigen Chirurgen. Machte der Assi hier den Mund nicht ganz schön weit auf?

Später habe ich den Hintergrund seiner Worte verstanden. Damit bin ich jedoch der Entwicklung vorausgeeilt und kann meinen Lesern spannende Unterhaltung in Aussicht stellen. Irgendwann schaute auch Herr Professor Krayburg vorbei. Er sah mir fest in die Augen und strahlte mich an:

»Ein schönes Ergebnis.«

Also war alles in Ordnung!

Als nächstes musste ich die Nacht auf der Station verbringen. Bildete ich es mir ein, war ich zu empfindlich? Ich hatte den Eindruck, dass die Krankenschwestern mir gegenüber recht unfreundlich und wenig bemüht waren, als ob sie meinten, dass ich mit einer Lifestyle-Operation nicht wirklich krank sei. Sicherlich, die Mehrzahl der Patienten auf der Station hatte eine ernsthafte Erkrankung.

Bis zur Entlassung am folgenden Tag fühlte ich mich aber weiterhin als pflegebedürftige Patientin. Immer noch konnte ich meinen Oberkörper kaum bewegen, an mir hingen die Drainageflaschen, ich benötigte die Assistenz der Krankenschwester, um auf die Toilette zu gehen. Als ich dafür, wie mir Dr. Ito empfohlen hatte, nach der Schwester klingelte, maulte diese zunächst:

»Dann gehen Sie doch.«

Die Falten des Lakens drückten, sodass auch noch der Rücken zu schmerzen begann. Meine Bitte, mir zur Nacht das Bett zu richten, wurde nur zögernd erfüllt. Mein Wunsch nach einem Schlafmittel erschien ihr überflüssig. Nachdem die Wirkung der Narkose am Abend abgeklungen war, war ich hellwach. Es brauchte eine Erinnerung, bis schließlich der Dienstarzt, der mitten in der Nacht nochmals meine Brustwarzen inspizierte, sich meiner erbarmte.

Das war alles überhaupt nicht schlimm. Trotzdem hatte ich in dieser Situation von Hilflosigkeit mehr an selbstverständlicher Fürsorge erwartet.

Am nächsten Morgen war mein Kopf klar und meine Operationswunden schienen nahezu schmerzfrei.

Seit gestern konnte ich es kaum erwarten, mich alleine und unbeobachtet in die Toilette zurückziehen zu können. Hatte ich doch dort einen Spiegel entdeckt, der es mir erlauben würde, endlich meinen neuen Busen zu bewundern.

Auf ging's. Der Busen, der mir im Spiegel entgegenblickte, entsprach irgendwie nicht ganz dem, was ich mir erwartet hatte. Noch konnte ich es nicht konkret benennen. Zu groß, zu breit, zu plump? Auch unter Berücksichtigung des großzügig darüber ausgebreiteten Verbandsmaterials. Ich war irritiert, keineswegs euphorisch. Etwas gedrückt und vor allem verunsichert verkroch ich mich in mein Bett.

Der Tag zog sich dahin. Das Leben im Krankenhaus ist neben den harmlosen Zerstreuungen, die ich für den Vortag schon aufgelistet hatte, durch ärztliche Visiten und pflegerische Maßnahmen gegliedert. An diesem Tag sollte mich eine besondere Abwechslung erwarten.

Da meine Lebensgeister stündlich mehr erwachten, wurde mir langweilig und ich spazierte mit den Drainageflaschen in der Hand auf dem Gang auf und ab. Kurz vor den Osterfeiertagen war die Station nicht voll belegt. Trotzdem gab es hier mehr als im Krankenzimmer zu sehen.

Herr Professor Krayburg erschien mit einer Gefolgschaft von mindestens zehn Studenten. Es wurde Unterricht am Krankenbett gehalten. Kaum dass er mich gesehen hatte, steuerte er auf mich zu.

»Wie rosig Sie aussehen, nur einen Tag nach der Operation«, meinte er gefällig und fuhr fort:

»Sie sind ein Ausbildungsfall. Da kann ich doch mit dem Studentenkurs zu Ihnen kommen.«

Folgsam begab ich mich in mein Bett und war auch schon umringt. Ohne Zögern kam ich der Bitte des Ordinarius nach, meine Brust freizulegen. Der Professor berichtete über meine Anamnese und machte in diesem Zusammenhang eine flapsige Bemerkung, irgendetwas über das Absinkens der Brust im Verlauf des Lebens …

An die genauen Worte des Herrn Professor kann ich mich nicht mehr erinnern. An Tenor und Atmosphäre sehr wohl, unangemessen und despektierlich gegenüber mir als seiner Patientin. Die Studenten lachten schallend. Dieser Augenblick hat sich mir besonders eingeprägt. Darin spiegelt sich, wie peinlich und herabwürdigend ich diese Situation empfunden habe. Obwohl mir sofort bewusst war, dass diese angehenden Ärzte bestimmt nicht über mich persönlich lachten, fühlte ich mich gleichwohl von ihnen ausgelacht. Hier missachtete Professor Krayburg basale Patientenrechte. Was wäre gewesen, wenn die Tochter unserer ungeliebten Nachbarn oder der Sohn von einem auch nur flüchtigen Bekannten unter den Studenten gewesen wäre?

Bereits zu meinen Zeiten als Assistenzärztin galt es als Selbstverständlichkeit, das Einverständnis des Patienten einzuholen, wenn es um eine Vorstellung vor Studenten ging. Spätestens am Vortag, nur ausnahmsweise erst einige Stunden vor dem Unterricht, wurden die Patienten um ihre Bereitschaft gebeten. Immer gab es einen zeitlichen Spielraum, der es ihnen ermöglichte, diese Demonstration am Krankenbett auch ablehnen zu können.

Ist es nicht zudem ein entscheidender Unterschied, ob man wegen einer Brustverkleinerung oder einer Blinddarmoperation in der Klinik liegt? Ob ein Busen begutachtet wird oder ein Bein? Schließlich ging es bei meiner Brust um ein sekundäres weibliches Geschlechtsmerkmal, das zumindest in unserer mitteleuropäischen Kultur mit einem natürlichen Schamempfinden verbunden ist.

Kaum war der Studentenkurs hinausgerauscht, machten sich bei mir Ärger und Unzufriedenheit über mich selbst breit. Schließlich hätte ich protestieren und die Zurschaustellung ablehnen können. Ich verzieh mir, denn ich realisierte für mich, dass ich als Patientin reagiert hatte, die sich zur Behandlung in einem Krankenhaus befand und damit in einer gewissen Abhängigkeit war.

So lässig Professor Krayburg mit der gebotenen ärztlichen Diskretion umging, so überaus verantwortungsbewusst beherrschten seine Sekretärinnen Frau Hecht und Frau Moldenhauser diese Grundregeln. Zu Beginn meiner Patientenära musste mich Frau Hecht wegen einer Terminverlegung telefonisch kontaktieren, erreichte nicht mich, sondern meinen Mann. Um nichts in der Welt war sie damals zu bewegen, ihre Identität zu verraten und preiszugeben, in welcher Angelegenheit sie mich sprechen wollte.

Als approbierte Ärztin erlaube ich mir noch eine weitere Feststellung: Der Ordinarius hielt seinen Unterricht am Krankenbett recht oberflächlich und damit wenig informativ ab. Der Not gehorchend habe ich mir seit dieser Operation im fleißigen Selbststudium ein wenig die theoretischen Grundzüge der Mammareduktionsplastik angeeignet. Daher wage ich die Einschätzung, dass dieser Studentenkurs über den Umgangston hinaus auch inhaltlich nicht dem Standard entsprach, den ich als Studentin wie Assistenzärztin an Universitätskliniken kennengelernt hatte.

Später am Nachmittag erschien wieder Dr. Ito. Er entfernte die lästigen Drainagen und erneuerte vor der Entlassung die Verbände. Jetzt durfte ich den neuen Spezial-Büstenhalter anziehen, den ich auftragsgemäß in Körbchengröße C eingekauft hatte. Der Assistenzarzt schaute mir zu. Seine Miene zeigte Skepsis.

Nach tagtäglicher Übung über vier Jahrzehnte und mehr

hätten mir diese Handgriffe nebenbei, quasi im Schlaf, gelingen müssen. Stattdessen war es mir auch unter erheblichen Anstrengungen nicht möglich, meinen Busen darin unterzubringen.

»Kein Wunder bei dem maßlosen Gebrauch von Verbandsmaterial«, dachte ich.

Schließlich musste ich die Hilfe von Dr. Ito in Anspruch nehmen. Auch er tat sich schwer, zerrte und zurrte, drückte und schob, bis Busen und Büstenhalter irgendwie zusammengefügt waren und der BH unter Einsatz von erheblicher Anstrengung geschlossen werden konnte.

Bevor ich Gelegenheit hatte, mir über dieses Phänomen Gedanken zu machen, erschien mein Mann, um mich abzuholen.

»Nothing is so easy as it looks«

Nothing is so easy as it looks«.
Diese Erkenntnis in schweizer Tonfall verkündete ein renommierter Plastischer Chirurg auf einem Kongress seinen Kollegen als Warnung, allzu unbeschwert an eine Mammareduktion heranzugehen.

Auch ich konnte mir in diesem Zusammenhang seine Worte zu Herzen nehmen. Hatte ich doch tatsächlich geglaubt, mit der Operation und anschließend 14 Tagen Vorsichtsmaßnahmen das Thema »Busen« zu meiner großen Zufriedenheit und mit Erfolg abschließen zu können. Welch ein Irrtum.

Jetzt sollten meine Abenteuer beginnen.

Für meinen Mann begannen zunächst die Strapazen. Das Honorar, das ich durch den zeitlich knapp bemessenen Klinikaufenthalt einsparte, musste er in den folgenden zwei Wochen erarbeiten, indem er mich in allen praktischen Fragen der Alltagsbewältigung unterstützte und so für diese Zeit gut ausgelastet war.

Auf Nachfragen war ich von Professor Krayburg noch mit guten Ratschlägen und Maßgaben versorgt worden: Über die Dauer von mindestens vier Wochen Tag und Nacht einen BH tragen. Bis auf Weiteres nur einen speziell stützenden Sport-BH. Sechs Wochen keinen Sport. Nicht schwer tragen. Die Arme nicht über den Kopf strecken …

Die meisten dieser Dos and Don'ts ergaben sich von alleine, da in den ersten Tagen nach der Operation jegliche unerlaubte Bewegung von meiner Brust mit einem stechenden Schmerz bestraft wurde. Bereits das Öffnen einer schweren Tür quittierte mein Busen mit heftigen Signalen. Niemand hatte mir zuvor verraten, dass mir das selbstständige Autofahren zwei Wochen nicht möglich sein würde. Da ich die Arme nicht über die Horizontale heben konnte, beschränkte sich mein Outfit auf Hemdblusen und Jacken. Mehrere Wochen konnte ich nur auf dem Rücken schlafen, für mich sehr ungewohnt. Da ich zu Schlafstörungen neige, eine besonders unangenehme Begleiterscheinung.

Trotz dieser Einschränkungen war ich entschlossen, jegliche Vorsichtsmaßnahme walten zu lassen. Schließlich wollte ich die neue Pracht nicht durch Leichtsinn gefährden.

Als ich das Klinikum verließ, war ich noch wohlgemut. Kaum konnte ich es erwarten! Zu Hause angekommen riss ich mir so rasch, wie es meine beschränkten Bewegungsmöglichkeiten erlaubten, die Kleidung bis auf den BH vom Oberkörper und eilte vor den nächsten großen Spiegel.

Zunächst wollte ich nicht glauben, was ich da sah. Denn mir wurde nur zu deutlich das bestätigt, was mir der Spiegel in der Klinik in seinen begrenzten Dimensionen bereits gezeigt hatte.

»Das kann ja wohl nicht wahr sein. Mein Busen ist gar nicht kleiner!«

Ich war entsetzt, klagte und schimpfte, war ratlos, zornig und enttäuscht.

»Als ich damals mit 19 Jahren operiert wurde, sah alles ganz anders aus!«

Statt Trost und Zustimmung musste ich mir von meinem Mann Vorhaltungen anhören:

»Sei nicht so ungeduldig, warte erst einmal, bis der Verband abgenommen wird. Jetzt kann man noch gar nichts sagen.«

Aber auch er räumte ein, dass meine Brust nicht wesentlich anders ausschaute als vorher.

»Schließlich bist du 37 Jahre älter als bei der ersten Operation. Du bist eben nicht mehr 19.«

Dummes Gerede. Oder sollte er doch recht haben?

Über diese und andere grundsätzliche Gesichtspunkte hinaus war mein Mann in dieser Frage ein denkbar schlechter Berater.

Mein Mann ist intelligent und klug, ein gebildeter Intellektueller, hat Geschmack und Urteilsvermögen und verfügt darüber hinaus über weitere gute Eigenschaften. Es mangelt ihm aber an jeglichem Zugang zu der Welt der Medizin.

Ihm schaudert bereits, wenn er auch nur ein zufälliges Gespräch über medizinische Maßnahmen anhören muss. Ist es ihm dann nicht möglich, seine Gesprächspartner zu stoppen, steht er auf und verlässt fluchtartig den Raum. Vor dem Fernseher schließt er bei derartigen Themen die Augen. Noch nicht einmal an seinem eigenen Körper kann er Verletzungen, Narben, geschweige denn Blut sehen.

»Zeig mir deinen Busen wieder, wenn alles vorüber ist.«

Für die nächsten Monate durfte ich ihm folglich nur den verpackten Anblick zumuten.

Wundkontrolle und Verbandswechsel waren von Herrn Professor Krayburg in zweitägigem Abstand angeordnet. Dafür wurde ich zunächst auf die Station einbestellt, denn wegen der Osterfeiertage war die Ambulanz geschlossen. Jedes Mal traf ich auf einen anderen Arzt der Abteilung. Junge Assistenzärzte, in der Facharztausbildung zum Plastischen Chirurgen schon so weit fortgeschritten, dass sie den Stationsdienst selbstständig bewältigen konnten. Alle waren freundlich und wirkten intelligent. An diesem Universitätsklinikum herrschte kein Mangel an Bewerbern, hier wurden nur die Besten eingestellt.

Während man sich mit meinen Wunden beschäftigte, nutzte ich die Gelegenheit, jeden der Ärzte zu interviewen:

»Was meinen Sie, wird sich meine Brust noch verändern?«

Alle murmelten etwas wie:

»Abwarten« und »Wird noch abschwellen …«

Einen guten Teil meiner Freizeit verbrachte ich in diesen Tagen vor dem Spiegel und begutachtete meinen Busen aus allen erdenklichen Perspektiven, von der Vorderseite und im Profil, links und rechts, mit BH und ohne, in Blusen, T-Shirts, Jacketts.

Zweifelsohne sah meine Brust insgesamt besser aus als vor der Operation. Die Brustwarzen waren weiter nach oben und etwas zur Seite versetzt. Umso mehr aber schienen beide Brüste optisch nach unten zu hängen. Die Gesamtgröße war nahezu unverändert. Da war nichts angeschwollen. Es war im Großen und Ganzen die Brust, mit der ich in die Operation gegangen war und deren Anblick mir wohl vertraut war.

Sogar eine offensichtliche Verschlechterung musste ich feststellen. Zu beiden Seiten meines Oberkörpers war die Brustpartie irgendwie ausladender geworden. Das verlieh meinem Busen nun einen noch unförmigeren Charakter.

Ein zeitfressendes Intermezzo ereignete sich eine Woche nach der Operation in der Ambulanz.

Professor Krayburg hatte mir angekündigt, dass bei diesem Verbandswechsel eine Sonografie der Brust durchgeführt werden sollte. Der Assistent, der an diesem Tag für mich zuständig war, zog überrascht die Augenbrauen hoch. Er wusste nichts davon und war der Meinung, dass eine derartige Untersuchung im Zusammenhang mit meiner Operation weder notwendig noch üblich sei. Seiner Meinung nach gäbe es keinen Anhalt für ein Exsudat, eine Flüssigkeitsansammlung, als mögliche Ursache für die Größe meiner Brust.

Hilfesuchend wandte ich mich an das Sekretariat. Frau Hecht rief Professor Krayburg im Operationssaal an, der ausrichten ließ, ich möge mich in die Sonografie begeben. Frau Moldenhauser tat ebenfalls ihr Bestes und organisierte mir einen unmittelbaren Termin. In der Sonografie angekommen lag ich schon fast auf der Untersuchungsliege, als man mir eine Honorarvereinbarung über eine erkleckliche Summe zur Unterschrift vorlegte. Nachdem ich bis zu diesem Augenblick bereits zwei Stunden durch das Klinikum geirrt war, war meine Geduld erschöpft. Ich war nicht bereit, für eine vermutlich weder notwendige noch sinnvolle Untersuchung viel Geld, noch dazu ohne Vorankündigung, zu zahlen. Gerade genug, dass ich meine Zeit mit dem Hin und Her verschwendet hatte.

Mein Weg führte mich nochmals durch das Sekretariat. Bella Hecht hatte einige Minuten Muße und nutzte diese, um mir stolz eine weitere Ergänzung ihres Permanent-Make-ups vorzuführen. Vor allem zeigte sie Interesse an meinem bisherigen Schicksal und hörte sich geduldig meine Sorgen an.

»Wer hat operiert? Dr. Bauer war dabei? Dann ist alles in Ordnung.«

Sie schien erleichtert.

Zwei Wochen nach der Operation war ich wieder mit Herrn Professor Krayburg verabredet. Da dieser Termin mit Wundkontrolle und Fädenziehen verbunden war, wurde er ausnahmsweise nicht im Chefarztzimmer, also in der Stripteaselounge, abgehalten, sondern in den Räumen der allgemeinen Ambulanz.

Zuvor wurde ich wieder von Dr. Ito untersucht. Die Wunden waren komplikationslos verheilt, die Fäden konnten gezogen werden. Während Dr. Ito mit Schere und Pinzette die Knoten und Fäden aus meiner Brust herausfieselte, erkundigte er sich in leisem Ton:

»Ist Ihr Mann mit dem Operationsergebnis zufrieden?«

Entrüstet klärte ich ihn auf, dass ich mich völlig unabhängig von meinem Mann für die Brustoperation entschieden und diese in Auftrag gegeben hätte, ja diese sogar selbst zahlen würde. Wie seine Kollegen wurde auch Herr Ito von mir befragt:

»Was meinen Sie, wird sich meine Brust noch verändern? Warum sind die seitlichen Partien so breit?«

Ausgerechnet Dr. Ito, der kleine, zierliche Asiate, vermutlich der jüngste unter den Assistenzärzten der Abteilung, schloss sich nicht dem Gefasel von »Abwarten« und »Wird noch abschwellen …« an. Mit asiatischer Effizienz teilte er mir knapp und präzise mit:

»Ihre Brust wird sich kaum noch verändern. Das sind Dog-Ears.«

Wir konnten unsere Konversation nicht fortsetzen, denn Herr Professor Krayburg erschien soeben. Um ihn drängte sich ein Gefolge von mindestens einer Assistenzärztin, zwei Ambulanzschwestern und PJ-Studenten. Wieder begrüßte mich der Professor als Kavalier der alten Schule, den Kopf leicht gebeugt und zur Seite geneigt, mit liebenswürdigem Lächeln:

»Gut schauen Sie aus. Wie geht es Ihnen?«

»Danke, mir geht es gut. Ich warte noch auf das Abschwellen.«

Der Chefarzt betastete konzentriert meine Brust, prüfte die Nähte.

»Alles ist weich, keine Verhärtungen. Ein schönes Ergebnis.«

»Dr. Ito hat gesagt, das sind Dog-Ears. Was ist das?«

Hier verlor der Professor ein wenig die Contenance.

»Herr Ito ist ein junger Kollege. Er kennt sich noch nicht aus. Das sind keine Dog-Ears.«

Seine Reaktion war ungewöhnlich impulsiv und der Klang seiner Stimme verriet unverhohlenen Ärger. Er fuhr fort:

»Lassen Sie uns abwarten, bis die Brust weiter abgeschwollen ist. Vielleicht können wir später noch etwas nachbessern. Ich verspreche Ihnen ein Ergebnis zu Ihrer vollsten Zufriedenheit.«

Dabei schaute er mir wieder fest in die Augen und strahlte mich an. Diese vollmundige Ankündigung provozierte meinen Widerspruch.

»Herr Professor, ist das nicht ein leichtfertiges Versprechen? Wo gibt es vollste Zufriedenheit? Sie kennen doch die Frauen.«

Herr Professor Krayburg wurde noch bestimmter:

»Ich sage Ihnen: Ich verspreche Ihnen ein Ergebnis zu Ihrer vollsten Zufriedenheit.«

Damit verabschiedete er sich.

»Wir sehen uns in drei Monaten.«

Die Ambulanzschwester, die mir noch mehrmals durch Wichtigtuerei auffallen sollte, entließ mich mit beflissener Freundlichkeit:

»Warten Sie ab, es wird noch abschwellen. Ich habe schon viele Frauen nach Brustoperationen gesehen.«

Die Assistenzärztin Frau Dr. Waldmann, fast die einzige Vertreterin des weiblichen Geschlechts im Ärzteteam, zum damaligen Zeitpunkt erst wenige Monate in der Abteilung tätig, beteuerte mit dem für sie kennzeichnenden Lächeln:

»Was meinen Sie, ich habe schon Frauen gesehen, bei denen sogar der Rücken nach der Brustoperation angeschwollen war. Sie werden sehen, es wird abschwellen. Ihre Brust wird viel kleiner.«

Verdammt noch mal: Was an meinem Busen sollte denn abschwellen, wo, wie, wann …?

Drei Monate werden von der Plastischen Chirurgie üblicherweise als der Zeitraum erachtet, nach dem man das Ergebnis einer Brustreduktion beurteilen kann. Bis dahin sollte ich mich gedulden. Ich rief im Sekretariat bei Frau Moldenhauser an, um mich für den Termin in drei Monaten anzumelden. Als sogar diese mit sanfter Stimme verkündete:

»Ihre Brust wird bestimmt noch abschwellen«, konnte ich nur noch hysterisch lachen.

Allmählich empfand ich ungeschminkte Zweifel. Die Stripteaselounge, das Theater mit der Terminvereinbarung, der hinsichtlich seiner Größe nahezu unveränderte Busen, die unsensible Präsentation im Studentenkurs. Und on top die kühne Zusage:

»Ich verspreche Ihnen ein Ergebnis zu Ihrer vollsten Zufriedenheit.«

Es gibt auch Stimmen, die bei Brustverkleinerungsoperationen zu mehr Vorsicht und Zurückhaltung raten. So drückt sich die »Deutsche Gesellschaft der Plastischen, Rekonstruktiven und Ästhetischen Chirurgen« (DGPRÄC) auf ihrer Website zum Thema Mammareduktion schon etwas realistischer aus, wenn sie meint:

»Es ist das alleinige Ziel des Eingriffs, dass Sie sich hinterher zufriedener fühlen.«

Und der Brustexperte aus der Schweiz, dessen kluge Mahnung wenn nicht gar grundsätzliche Lebensweisheit ich meinen Lesern bereits zu Beginn dieses Kapitels weitergegeben habe, legte seinem Kongressauditorium eine weitere Empfehlung ans Herz:

»Don't promise un château en Espagne.«

Troubleshooting

Plastische Chirurgie – die problemlösende Disziplin«. Mit diesem vielversprechenden Slogan lockte noch 2013 eine Universitätsklinik Interessenten in ihre Abteilung. Ich allerdings war in der Folge meiner Brustoperation bis auf Weiteres mit Troubleshooting beschäftigt.

Fünf Tage nach der Operation saß ich an meinem Schreibtisch und bearbeitete Gutachten. Zehn Tage später hielt ich wieder meine Praxis ab. Diese Tätigkeiten waren mir nach so kurzer Zeit nur möglich, weil mich mein Mann als Krankenpfleger, Butler und persönlicher Kammerdiener unterstützte.

Die baldige Aufnahme meiner Berufstätigkeit war nicht nur notwendig gewesen, um mein Konto für die zu erwartenden Rechnungen zu füllen. Als noch nützlicher erwies es sich für mich, dass ich somit von morgens bis abends gut beschäftigt war und folglich nur eingeschränkt Zeit zur Verfügung hatte, meinen Busen zu observieren. Dieser blieb auch über die ersten zwei Wochen hinaus unverändert groß und füllte gut einen BH der Körbchengröße D aus. Das angekündigte Abschwellen blieb weiterhin aus. Von wegen »kleines C-, großes B-Körbchen«. Mein Mann hatte mich unermüdlich mit beruhigenden Worten zu Geduld aufgefordert. Nachdem vier Wochen vergangen waren, musste sogar er mir beistimmen:

»Leider hattest du recht. Nichts ist abgeschwollen.«

Ich fühlte mich sehr, sehr verunsichert. Herr Professor Krayburg, Lehrstuhlinhaber und Ärztlicher Direktor der Abteilung für Plastische Chirurgie an einer anerkannten Universitätsklinik, hatte mir gegenüber mehrfach die Zufriedenheit mit seinem Operationsergebnis zum Ausdruck gebracht.

»Ein schönes Ergebnis.«

Trotz aller Zweifel konnte auch ich eine Menge Positives feststellen. Keine der klassischen Komplikationen oder gar der großen Katastrophen einer Mammareduktion waren aufgetreten. Die gefürchtete Mamillennekrose ebenso wenig wie Wundheilungsstörungen, eine Infektion oder Thrombose. Kein auch nur vorübergehender Sensibilitätsverlust an Brust oder Brustwarze oder umfangreiche Fettnekrosen. Vielleicht stellte das Erreichte das bestmögliche Ergebnis dar?

Einige erschwerende Aspekte waren bei mir hinsichtlich des Machbaren zu berücksichtigen. Mein fortgeschrittenes Alter, zum Zeitpunkt der Operation knapp 57 Jahre, Zustand nach einer Voroperation, auch wenn diese 37 Jahre zurücklag, spezielle Gegebenheiten meiner Brust, nämlich ein »breiter Ansatz«.

Nichts wäre mir ferner gelegen, als dem albernen Wunsch nach ewiger Jugend und damit Illusionen über die Zauberkünste der Schönheitschirurgie nachzuhängen. Überaus peinlich wäre daher, herumzuzicken und nach einem unrealistischen Operationsergebnis zu quengeln.

Kürzlich berichteten die Medien zum allseitigen Amüsement über das Model Ramona, das wegen seiner angeblich misslungenen Nasenoperation in einem Zeitraum von zehn Jahren Rechtsanwälte und Gerichte über mehrere Instanzen beschäftigte, um schließlich als Querulantin den Gerichtssaal zu verlassen. Eine derart lächerliche Rolle wollte ich nun wirklich nicht spielen. Die Meinung von Herrn Professor Krayburg hatte ich zur Kenntnis genommen:

»Ein schönes Ergebnis.«

Wie konnte ich als Patientin mir anmaßen, nur weil ich aus einem Jahrzehnte zurückliegenden Medizinstudium über geringfügige Kenntnisse in der Chirurgie verfügte, die Einschätzung eines Ordinarius anzuzweifeln? Wer, wenn nicht eine Kapazität wie Professor Krayburg, konnte das Operationsergebnis beurteilen? Wenn ich nur halbwegs realistisch und selbstkritisch bleiben wollte, musste ich mir eingestehen, dass ich nicht in der Lage war, ein qualifiziertes Urteil abzugeben.

Da ich mich also in der Einschätzung meines operierten Busens nicht auf meine eigene Urteilsfähigkeit verlassen konnte, musste ich mir eine kompetente Beratung suchen. Also brauchte ich jetzt eine ärztliche Zweitmeinung. Um ein fundiertes Urteil zu erhalten war es nötig, einen Spezialisten zurate zu ziehen, der hinsichtlich Brustoperationen eine Qualifikation bieten konnte, die mindestens derjenigen von Herrn Professor Krayburg entsprach.

Darüber musste ich nicht lange grübeln. Professor Dr. med. Alexander Vallecca, als Senologe über die Grenzen Deutschlands hinaus anerkannt, spezialisiert auf die weibliche Brust und deren Operationen! Schließlich wäre er für meine Operation bereits der Favorit gewesen. Ziemlich unwahrscheinlich, in seinen Praxisräumen einem bekannten Gesicht zu begegnen, so wie ich für seinen Operationssaal eine solche Begegnung gefürchtet hatte. Von solch verstiegenen Eventualitäten konnte ich mich jetzt nicht mehr einschüchtern lassen.

Die Sekretärin von Professor Vallecca ermöglichte mir eine wunschgemäße, nämlich punktgenaue Terminvereinbarung. Nach drei Monaten gilt das Operationsergebnis als stabil. Am Tag nach Ablauf dieser Frist sollte meine Verabredung mit Professor Krayburg stattfinden. Für den Tag davor ließ ich mich in den Terminkalender von Professor Vallecca eintragen.

Dieser Termin musste vorbereitet werden. Ich benötigte den Operationsbericht und die Fotodokumentation meiner Brust vor der Operation. Wieder einmal meldete ich mich in Professor Krayburgs Vorzimmer.

»Wie geht es Ihnen?«, fragte Bella Hecht.

»Danke mir geht es gut. Aber ich warte noch immer auf das Abschwellen.«

Kommentarlos nahm sie die latente Klage und meinen Wunsch nach dem Operationsbericht zur Kenntnis.

»Der Bericht liegt noch nicht vor. Sobald er diktiert ist, werde ich ihn schreiben und Ihnen zuschicken.«

Ein Operationsbericht stellt die Dokumentation des Operationsverlaufs und der dabei durchgeführten Maßnahmen dar. Daher sollte er direkt nach der Operation erstellt werden. Wieder einmal war ich irritiert. Sollten sich diese Maßgaben nach meinen Studienzeiten geändert haben? Ich fragte telefonisch im Vorzimmer der Abteilung für Allgemeinchirurgie nach.

»Selbstverständlich muss bei uns der Operationsbericht spätestens am dritten Tag postoperativ vorliegen«, teilte man mir in entrüstetem Ton mit. Na also, ich wollte mich ja nur vergewissern.

Drei Wochen später ging bei mir der Operationsbericht ein, geschrieben mehr als sechs Wochen nach der Operation. Aus der Fotoabteilung ließ ich mir die Bilder meines präoperativen Busens kommen.

Nachdem der operierte Busen sich in seinen Dimensionen kaum von meiner früheren Brust unterschied, strich ich mir die geplanten Shoppingtouren durch die Modegeschäfte. Schweren Herzens, schließlich hatte ich mich lange darauf gefreut. Da ich für die Operation mein Geld schon im Übermaß verschwendet hatte, boten sich allerdings Sparmaßnahmen an.

Wie kaum anders zu erwarten, beschäftigte ich mich weiterhin unter großem Zeitaufwand mit meinem Busen. Einen Teil der Zeit, die ich beim Shoppen zwischen Kleiderständern und Umkleidekabinen hätte verbringen wollen, investierte ich in Recherchen. Mit den Möglichkeiten des grenzenlosen World Wide Web konnte ich mir in kurzer Zeit zu den grundlegenden Fragen der Mammareduktion einige Kenntnisse aneignen. Die Vertreter der Plastischen Chirurgie liefern auf ihren Websites durchaus brauchbare Informationen zu ihren Operationen. Doktorarbeiten und wissenschaftliche Publikationen werden umfassend ins Netz gestellt, medizinische Fachgesellschaften und Buchverlage sind präsent.

Zunächst fing ich bei den Dog-Ears an. Was sind diese Dog-Ears, die der junge Assistent Dr. Ito diagnostiziert hatte? Die englischen »Hundeohren« sind kleine Wülste an seitlichen Wundrändern, die dann entstehen, wenn an einer Körperstelle Haut oder Gewebe entfernt und danach die Wunde verschlossen wird. Bei einer Brustverkleinerung kommen Dog-Ears oft am seitlichen Rand der Narbe vor. Hatte ich derartige Dog-Ears oder nicht?

Der andere Teil der Zeit ging immer noch mit dem Beobachten meines Busens drauf. Bösartige Vertreter unter meinen psychiatrischen Kollegen hätten diskutieren können, ob mein schon zwanghafter Blick in den Spiegel und die übermäßige Beschäftigung mit meinem Busen bei mir bereits den Kriterien einer »Körperdysmorphen Störung« entsprach.

Wurde er nicht doch kleiner?

War er nicht letzte Woche noch ein wenig größer?

Waren die ausladenden Seiten nicht doch schmaler geworden?

War ich mir nicht ganz sicher, dass vor zwei Wochen meine Brust den BH anders ausfüllte?

So oder so, mein Busen passte immer noch in ein D-Körbchen.

Überhaupt der BH. Niemals zuvor hatte ich mich mit der Varianzbreite der Büstenhalter beschäftigt. Über Jahrzehnte hatte ich ein nahezu gleichbleibendes Modell, einen Klassiker der Miederkollektionen, getragen. Die wachsende Körbchengröße stellte die einzige Variation dar.

Die Entdeckung des Sport-BHs bedeutete für mich eine echte Bereicherung. Die meisten Frauen werden lachen. Ich lernte diese stabilen, stützenden Kreationen in puristischer Ausführung erst anlässlich meiner Operation kennen. Tatsächlich war mir diese Subspezies der Büstenhalter zuvor fast unbekannt.

Also nicht mit Spitze und Rüschen verziert, ohne formendes Drahtgestänge oder Plastikstäbchen. Nicht in jungfräulichem Rosa, feministischem Violett, aufreizendem Scharlachrot, spießig zartem Gelb. Nein, simpel in Weiß, Grau, Schwarz, und das alles in schnörkellosem Design.

Nicht nur, um meinen Busen noch möglichst lange formschön zu konservieren, bin ich nach Abschluss meiner Busenoperationen diesen Kollektionen ebenso treu geblieben wie zuvor der Klassikvariante.

Aus den Stichstellen, in denen die inzwischen entfernten Operationsfäden saßen, kam über mehrere Wochen ein Sekret. Zunächst glaubte ich, das könnte nun doch noch das erhoffte Abschwellen sein. Wie schön! Leider beschränkte sich das Sekret auf verkrustende Tropfen. Noch immer schwoll nichts ab.

Sechs Wochen nach einer Brustverkleinerungsoperation ist der Busen soweit wieder gefestigt und belastbar, dass Sport und jede Variante eines Büstenhalters erlaubt sind. In der langfristigen Konzeption meines Busenprojekts hatte ich für diesen Zeitpunkt eine Woche Urlaub eingeplant. Noch in der Planungsphase hatte ich mich damals vor meinem inneren Auge mit neuem Busen und ebenso neuem Badeanzug am Strand flanieren gesehen. Jetzt benötigte ich keinen neuen Badedress. Im vorhandenen Modell füllte mein Busen bestens das integrierte D-Körbchen aus. Ganz im Gegenteil: Unter der südlichen Hochsommersonne stachen mir die ausladenden Seitenpartien, Dog-Ears oder was auch immer, besonders ins Auge. Trotzdem ließ ich mir den Urlaub nicht vermiesen. Glücklicherweise waren mein Mann und ich von morgens bis abends unterwegs und daher am Abend so müde, dass ich kein Interesse mehr an einer umfangreichen Inspektion meines Busens hatte. Wieder zurück im Alltag beschäftigte mich meine Praxis und ich war das Thema meiner Operation mit all ihren Konsequenzen ein wenig leid. So verging einige Zeit, bis ich wieder einmal bewusst meine Brust begutachtete.

Zunächst wollte ich meinen Augen nicht trauen. Ich sah einen Busen, der nicht abgeschwollen, sondern vielmehr irgendwie größer geworden war. Nein, ich täuschte mich nicht. Die Brust war in ihrem unteren Teil breiter als nach der Operation, sie wirkte dadurch noch ausladender, geradezu kastenförmig. Kurzfristig zweifelte ich an meinem Verstand. Sollte ich als Folge meines durch das Thema Busen überhitzten Gehirns einer Sinnestäuschung unterliegen?

»Werde ich verrückt?«

Jetzt musste auch mein Mann, wenngleich widerstrebend, als medizinischer Gutachter und Berater tätig werden.

»Nein, du täuschst dich nicht. Dein Busen ist unten breiter geworden.«

Das angekündigte Abschwellen war ausgeblieben. Dass die Brust sogar größer geworden war, ging zu weit. Wieder einmal musste ich die Vorzimmerdamen des Herrn Professor bemühen.

»Ihre Brust ist größer geworden?«

Frau Moldenhauser konnte ihr Entsetzen nicht verbergen und reichte mich an die erfahrenere Kollegin Hecht weiter.

»Wann können Sie kommen?«

Schon hatte ich einen passenden Termin.

Zur vereinbarten Zeit erschien ich im Sekretariat. Frau Hecht servierte mir für die Wartezeit und um ins Gespräch zu kommen einen Kaffee.

»Was ist los?«

Auch sie war überrascht. Schon kam Professor Krayburg und nahm mich mit in sein Chefarztzimmer.

»Meine Brust ist nicht abgeschwollen. Ich habe den Eindruck, dass sie in den letzten zwei Wochen sogar angeschwollen ist.«

Wieder begegnete mir der freundliche, höfliche Gentleman, der sich besorgt und fürsorglich zeigte.

»Aber selbstverständlich habe ich Zeit für Sie. Ganz richtig, dass Sie gekommen sind. Ich habe schon Oberarzt Bauer aus der Ambulanz rufen lassen.«

Wieder durfte ich mich auf dem Lederfauteuil niederlassen und, nachdem ich meine Sorgen referiert hatte, mich vor den Augen des Herrn Professor entkleiden.

»Zeigen Sie doch mal.«

Lernfähigkeit und Flexibilität gehören zu meinen Qualitäten. So war ich nun auf diese Frage vorbereitet und trug eine Hemdbluse mit Jackett. Diese Kombination ermöglichte mir, mich mit wenigen geschickten Handgriffen beider Kleidungsstücke auf einmal zu entledigen und damit den Stripteaseauftritt auf die kurzmöglichste Dauer zu reduzieren. Die Abteilung für Plastische Chirurgie sah mich zukünftig bei allen Kontrolluntersuchungen in einer Variante dieses Outfits.

Der Herr Professor betastete meine Brust und betrachtete sie von allen Seiten.

»Alles ist weich, keine Verhärtungen. Sehen Sie nicht, oben ist die Brust doch abgeschwollen.«

Ich führte dem Herrn Professor meine Beobachtungen aus:

»Stimmt. Aber ich habe den Eindruck, dass das, was im oberen Teil der Brust jetzt flacher wirkt, im unteren Teil nach beiden Seiten abgesackt ist. Die Brustwarzen sind zur Mitte gerutscht und die Brüste insgesamt breiter geworden! Da ist nichts abgeschwollen.«

Inzwischen war Oberarzt Dr. Franz Bauer eingetroffen und hatte ebenfalls auf dem Ledersofa Platz genommen. Er saß in den Polstern zurückgelehnt, die Arme über der Brust verschränkt und schwieg. Die Vormittagssonne fiel wie ein Spotlight auf seinen Kopf. Den Charakter besonderer Fülle dürfte sein blonder Schopf hellen Strähnchen verdanken. In seinen leicht geröteten Gesichtszügen war unschwer verhaltener Zorn zu erkennen. War er zur Unzeit hierher zitiert worden?

Man musste nicht psychoanalytisch geschult und mit psychotherapeutischer Intuition ausgestattet sein um zu spüren, dass zwischen dem Ordinarius und seinem Oberarzt eine erhebliche Spannung lag. In diesem Augenblick erinnerte ich mich an Bauers Schimpftirade auf seinen Chef, die ich mir vor der Operation hatte anhören müssen.

»Herr Bauer, sagen Sie doch auch einmal etwas. Sie waren doch bei der Operation dabei.«

Der Oberarzt schwieg weiterhin. Böse Zungen würden in Oberarzt Bauers gutgenährten, glatten Gesichtszügen die Folge von großzügig dosiertem Botox identifizieren. Vielleicht auch nur das Resultat kulinarischer Freuden?

»Ihre Brust war voroperiert. Da herrschten unüberschaubare Verhältnisse. Sie hatten schon vor der Operation ungewöhnlich medial sitzende Brustwarzen.«

Unter anderen Umständen hätte ich seinem diskret bayerischen Akzent mit rollendem »R« etwas Charmantes abgewinnen können. Ich betonte nochmals, dass ich, abgesehen von den Ansatzpunkten der Drainagen, kein Abschwellen der Brust sehen konnte, vielmehr die Brust nach unten gerutscht war.

Der Anblick von Oberarzt Franz Bauer erinnerte mich an eine Frage, die ich mir bereits angesichts des Operationsberichts gestellt hatte. Als Operateure waren darin Professor Krayburg und Oberarzt Bauer sowie nachgeordnet Dr. Ito und ein Student im Praktischen Jahr aufgeführt.

Was war eigentlich mit Dr. Weinberger, der 20 Minuten vor der Operation auf meiner Brust die Anzeichnungen ausführte und sich als derjenige vorstellte, mit dem Professor Krayburg die Operation durchführen würde? Ich wies die beiden Herren auf diese Unstimmigkeit hin.

»Welche Rolle spielte Herr Dr. Weinbauer, der mit Ihnen, Herr Professor Krayburg, meine Brust operieren sollte?«

In der Hitze der Diskussion brachte ich die Namen durcheinander. Beide reagierten irritiert, schauten sich an, die Atmosphäre wurde hektisch. Man habe in der Abteilung keinen Dr. Weinbauer, wisse gar nicht, von wem ich da rede, ob ich mich nicht täusche? Ach sooo … sollte ich vielleicht den Herrn Dr. Weinberger meinen …?

»Wir mussten vor der Operation eine Umstellung vornehmen.«

Merkwürdig. Ich äußerte mein Erstaunen, dass wenige Minuten vor der Operation eine derart entscheidende Veränderung vollzogen worden war.

Mittlerweile war die Stimmung zwischen allen Anwesenden angespannt.

»Sie sind nicht zufrieden? Dann operieren wir Sie eben noch einmal. Auf Kulanzbasis.«

Der Ton des Herrn Professor war nicht mehr verbindlich. Eher ungehalten und gereizt, wenn nicht gar vorwurfsvoll. Ich war überrascht. Glücklicherweise war ich hier besonnen genug, um mich zu diesem Angebot nicht sofort zu äußern. Schließlich hatte ich die Besprechung mit dem Busenspezialisten Professor Vallecca vor mir.

»In drei Wochen habe ich bei Ihnen den Untersuchungstermin nach der Dreimonatsfrist. Den möchte ich abwarten, vielleicht verändert sich meine Brust bis dahin.«

Hier meldete sich Oberarzt Dr. Bauer von sich aus zu Wort.

»Da wird sich kaum noch etwas ändern.«

Frauen und Freundinnen

Die Kommunikation ist ein menschliches Grundbedürfnis, genauer gesagt der verbale Austausch mit anderen. Was uns sorgt und belastet, unser Denken beherrschen will und sich gar zur Unzeit aufdrängt, an all dem wollen wir unsere Mitmenschen teilhaben lassen. Nicht zuletzt, um uns selbst dadurch zu entlasten. Seit Sigmund Freud lebt mein eigener, ständig wachsender Berufsstand der Psychotherapeuten von diesem Bedürfnis. Auch ich sichere meinen Lebensunterhalt damit und habe mit den Honoraren meine Plastischen Chirurgen finanziert.

Im Vorfeld hatte ich mir bekanntlich nicht viele Gedanken über meine Busenoperation gemacht und noch weniger darüber gesprochen. Schließlich wollte ich mich operieren lassen und hatte diese Aufgabe für ein nicht geringes Honorar an meinen hochqualifizierten Operateur delegiert. Alles Weitere war somit sein Job und ich wollte mich mit keinen Überlegungen belasten. In meinem sonstigen Leben muss ich schon gerade genug im Kopf haben. Nach der Operation schaute es bekanntlich anders aus. Wie meine aufmerksamen Leser bereits in den vorangegangenen Kapiteln erfahren haben, beherrschte die Busenangelegenheit mein Denken in allen Varianten. In den folgenden zwölf Monaten und mehr investierte ich einen guten Teil meiner inneren und äußeren Kräfte in dieses Thema.

Obwohl ich als Psychoanalytikerin angeblich auch für den Umgang mit meinem eigenen Schicksal ausreichend trainiert bin, ging es mir kaum besser als anderen Menschen in vergleichbaren Situationen. Auch ich suchte die verbale Entlastung.

Dafür musste zunächst einmal mein Mann herhalten. Ich

möchte hier, wie bereits an früherer Stelle, nochmals ausdrücklich betonen, dass er viele gute Eigenschaften hat. Wie die Mehrzahl von uns weist er aber auch einige Mängel auf.

So unterscheidet er sich in einem Aspekt seiner Persönlichkeit wenig von dem, was man im Querschnitt als typische Eigenart des männlichen Geschlechts beschreibt. Männern wird nachgesagt, dass sie lieber in Gesellschaft anderer etwas tun und machen anstatt zu reden und zuzuhören. Für die Diskussion von persönlichen Themen gehen sie gegebenenfalls zu Vertretern meiner Berufsgruppe. Frauen haben üblicherweise in dieser Hinsicht andere Bedürfnisse als die Männer an ihrer Seite. Sie erzählen gerne stundenlang von sich, plaudern über scheinbar Banales und entlasten und stabilisieren sich auf diese Weise. Vor allem hören Frauen häufig auch bereitwillig den Geschichten anderer Frauen zu. Trotz dieses grundlegenden Unterschieds meine ich, dass es sogar zu den ehelichen Pflichten gehören sollte, dem Partner oder der Partnerin zumindest in gewissem Umfang auch dann noch zuzuhören, wenn man von dem Thema bereits mehr als genug hat oder es völlig uninteressant findet.

Wie die meisten seiner Geschlechtsgenossen hat auch mein Mann ein eher geringes Kommunikationsbedürfnis und zeigte daher wenig Ausdauer und Geduld, meinen Schilderungen zuzuhören, wenn diese wieder und wieder in allen Variationen um meinen Busen und dessen Operation kreisten.

»Können wir dieses Thema für heute abschließen? Morgen wieder.«

Oder: »Das hast du doch bereits neulich erzählt. Gibt es etwas Neues?«

Wäre es folglich nicht naheliegend gewesen, Frauen und Freundinnen mit der spannenden, frauenspezifischen Story meines Busens und dessen OP in allen Facetten zu unterhalten und deren weiblichen Rat einzuholen?

Als ich mich in Gedanken unter den Vertreterinnen meines

Geschlechts umschaute, stellte ich fest, dass ich mir mit den wenigsten unter ihnen eine solche Plauderstunde vorstellen konnte. Einige, mit denen ich mich gerne unterhalten hätte, schieden von Vornherein aus.

Da gibt es meine langjährigste Freundin Ulla. Wir kennen uns seit Schulzeiten. Von der ersten Klasse bis zum Abitur trafen wir uns tagtäglich und waren meistens gute Freundinnen. Auch wenn unsere Wege seitdem recht unterschiedlich verlaufen sind, besteht zwischen uns immer noch und immer wieder die selbstverständliche Vertrautheit von mehr als fünf Jahrzehnten. Über so manches Leid haben wir zusammen geklagt und einander zugehört.

Wäre nicht Ulla die geeignete Zuhörerin für mein Busenabenteuer gewesen? Unmöglich, ich kenne ihre Verletzbarkeiten. Während sie in unserer Jugend nicht allein wegen ihres zierlichen Busens die eindeutig hübschere von uns beiden war, ist sie in ihrem fünften Jahrzehnt außer Form geraten und leidet unter diesem, für sie anscheinend unlösbaren Problem.

Meine Klagen und Bemühungen um Peanuts wie einen zu großen Busen hätte sie vermutlich als Vorwurf und Angriff empfunden.

Seit über drei Jahrzehnten kenne ich Carla. Wir blicken auf gemeinsam bestandene Abenteuer in fernen Ländern zurück. Im Gegensatz zu meiner mittlerweile bürgerlichen Existenz ist Carla geprägt von ihrem immer noch aufregenden Leben rund um die Welt. Während früher die Araber hinter ihr flüsterten: »The one, who looks like Brigitte Bardot …«, sind Glanz und Glamour seit zahlreichen Jahren verblichen und, leider, haben auch Nikotin und Alkohol ihre Spuren hinterlassen.

Ich bin überzeugt, die coole Carla hätte mich ausgelacht und behauptet:

»So etwas könnte mir nicht passieren …«

Ebenfalls eine komplette Fehlbesetzung für einen Austausch über meinen Busen wäre Beate gewesen. Eher das, was man eine herbe Erscheinung nennt, ist sie gleichwohl nachhaltig und erfolgreich um eine schicke Aufrüstung ihres Kleiderschranks bemüht.

Nachdem Beate unlängst wegen eines Mammakarzinoms echte Sorgen um ihre Brust hatte, wäre es mehr als geschmacklos gewesen, wenn ich ihr mit meinem Luxusproblem gekommen wäre.

Ganz und gar unmöglich und unvorstellbar wäre es, meiner Freundin Patrizia von der Brustoperation zu erzählen. Patrizia ist weltweit als Journalistin unterwegs, klug und intellektuell. Obwohl sie viele Jahre für eine renommierte Modezeitschrift tätig war, steht sie modischem Firlefanz distanziert gegenüber und hat immer mal wieder eine kritische Bemerkung über das Klientel von Schönheitsoperationen fallen lassen. So auch vor wenigen Wochen, sodass ich mich bereits in einer Panikattacke fragte, ob sie vielleicht auf mich und meinen Busen anspielen könnte?

Nie, niemals, darf Patrizia von meinen OP-Maßnahmen erfahren, will ich mich nicht ihrer Verachtung aussetzen und gar ihre Freundschaft verlieren.

Wären denn nicht Frauen und Freundinnen aus dem Kreis der ärztlichen Kolleginnen die idealen Gesprächspartnerinnen gewesen? Manch eine Freundschaft verbindet mich mit einstigen Mitstreiterinnen aus dem Medizinstudium. Auch wenn der Fluss des Lebens immer wieder einmal zu kleineren Krisen geführt hat, bleibt auch da die jahrzehntelange Basis. Nachdem wir inzwischen über ganz Deutschland verstreut sind, treffen wir uns selten, aber regelmäßig.

Allen voran steht mir unter diesen meine Freundin Doris nahe. Vor etlichen Jahren ließ ich mir meine Varizen bearbeiten, die hässlichen blauen Adern an den Beinen, die schlimmstenfalls Thrombosen begünstigen, vor allem aber eine Kränkung für jede, nur ein wenig eitle Vertreterin des weiblichen Geschlechtes bedeuten. Man sagt, dass die Frauen für diese Maßnahme jahrgangsweise erscheinen.

Stolz kündigte ich Doris am Tag zuvor mein Vorhaben an. Warum auch nicht? Etwas verschämt gestand sie mir darauf, dass sie sich erst vor wenigen Wochen, justament in derselben Klinik, die diesbezüglich als das Mekka der gepflegten Frauen gilt, genau dieser Prozedur unterzogen hatte. Kürzlich hatte sie sich bei einem Treffen über diese leidige Thema nicht geäußert.

Reuig besuchte mich Doris im Krankenhaus. Bei einer Flasche Wein, die wir nächtens im Treppenhaus dieser Klinik konsumierten, schließlich ist auf Station kein Alkohol erlaubt, stellten wir fest, dass wohl gerade unter Frauen Gespräche über Aging und Anti-Aging ein besonders heißes Eisen sind.

Neben Doris gehören auch Uli und Annette zu diesem Damenkränzchen aus einstigen Kommilitoninnen.

Seit ihrer Jugend ist Uli das, was man üblicherweise als attraktiv bezeichnet. Damals wie heute ist sie immer noch und aufs Neue bemüht, mit provokanten Blicken die Aufmerksamkeit von Männern zu bannen. Schon vor etlichen Jahren habe ich sie mit mindestens 50 Einheiten Botox zwischen Stirn und Kinn angetroffen.

Annette ist eine alternativ angehauchte Mutter von fünf Kindern. Auch Annette ist in ihrer Art um ein bestmögliches Erscheinungsbild bemüht und demonstrierte uns noch Mitte 50 mit Hilfe eines überkurzen Hemdchens ihren erstaunlich straffen Bauch.

Ich möchte nicht verschweigen, dass auch ich bei derartigen »Klassentreffen« sehr bewusst an meinem Outfit feile.

Wären wir vier, Doris, Uli, Annette und ich, nicht das perfekte Team, um uns hinsichtlich aller Fragen von Schönheit, Ästhetik, chirurgischen Maßnahmen und so manchem mehr mit Rat und Tat zur Seite zu stehen? Immer mal wieder habe ich in dieser Runde versucht, das Gespräch auf solche Fragen zu bringen.

»Wie oft müsst ihr die Haare färben? Mir geht es so auf die Nerven, wenn ich spätestens nach zwei Wochen wieder fällig bin.«

Oder auch: »Welche Gesichtscreme benutzt ihr? Ich habe gerade eine neue hyaluronhaltige Creme entdeckt.«

Obwohl wir uns alle vier in derselben Altersklasse und somit unerfreulichen Lage befinden, sind solche Themen bei den anderen unbeliebt und man antwortet einsilbig. Alle halten sich für sportlich.

»Trotz nahezu täglicher Gymnastik wird mein Bauch schlaffer. Was macht ihr?«, befragte ich die Runde.

Uli meinte kichernd, sie würde gar nichts machen, dafür habe sie keine Zeit. Wer sie kennt weiß, dass sie regelmäßig ihren Body stählt. Aber warum sollte sie ihr Erfolgsrezept verraten und damit ihren Wettbewerbsvorteil aufs Spiel setzen? Auch die beiden anderen zeigten sich wieder einmal verschlossen und man wechselte bald das Thema.

Ohne meiner werten Leserschaft die Spannung auf die weitere Lektüre nehmen zu wollen, möchte ich hier dem Verlauf der Ereignisse schon ein wenig vorgreifen.

Obwohl meine Abenteuer in der Abteilung von Professor Krayburg sich tatsächlich so und nicht anders, als ich sie noch schildern werde, ereignet haben, hat die Geschichte für mich ein gutes Ende genommen. Aber erst nachdem ich meine Odyssee mit einem erfolgreichen Endergebnis abgeschlossen hatte, habe ich einigen Frauen und Freundinnen doch noch davon erzählt.

Zur Bestätigung unserer langjährigen Freundschaft weihte ich zu diesem Zeitpunkt auch Doris in das Geheimnis meines neuen Busens ein und führte ihr das Schmuckstück vor. Wohlgemerkt, ich habe sie natürlich nur über den schlussendlichen Erfolg informiert. Doris, keineswegs mit einem makellosen Körper gesegnet, war zunächst überrascht und meinte dann kühl:

»Na ja, du warst ja schon immer untersetzt.«

Schwester bleibt Schwester. Also machte ich nach erfolgreichem Abschluss beider Operationen meine Schwester Claudia als einzige der Familie zu einer Mitwisserin meiner Busenneugestaltung.

Wie ich schon erwähnte, ist Claudia nicht mit den genetischen Vorgaben unserer mütterlichen Linie belastet und hat immer noch einen kleinen Busen, der harmonisch ihren grazilen Körperbau ergänzt. Anders als ich ist sie ein grün orientiertes Naturkind. Den Kontrast in unserer beider Aufmachung kann man sich kaum größer vorstellen. Claudia kommentierte am Telefon meine Offenbarung mit hysterischem Lachen und ist nie wieder auf das Thema zurückgekommen.

Schon in den allerersten Anfängen hatte ich auch meine Kollegin und Freundin Susi in mein Projekt eingeweiht. Wie ich ist sie vielfältig auf die menschliche Psyche spezialisiert. Vor dem Beginn aller Abenteuer hatte ich die berechtigte Hoffnung, in ihr die perfekte Gesinnungsgenossin und damit potentielle Mitkämpferin gewinnen zu können. Denn ihr Busen ist vermutlich mindestens so groß und unförmig wie meiner ehedem war. Von wegen. Voll tiefster Entrüstung überschüttete mich Susi mit Vorwürfen.

»Ich liebe meinen Busen. Wie kannst du das nur machen? Er ist ein Teil von dir!«

Allerdings erzählte sie, wie sie sich in ihrer Jugend schon mit einem Plastischen Chirurgen über eine Mammareduktion beraten hatte, sich dann doch nicht zu der Operation entschließen konnte.

Zu unserem nächsten Meeting kam sie direkt aus ihrer Praxis, bekleidet mit einem hautengen Wolljäckchen, das ihren bis auf Höhe der Ellbogen gerutschten Monumentalbusen in allen Einzelheiten deutlich abzeichnete. Mir grauste bei diesem Anblick, nicht nur, weil ich mich fragte, ob sich diese aufreizende Aufmachung mit der Forderung nach abstinenter Zurückhaltung und Seriosität in unserer Profession vereinbaren lässt.

Erst nach gelungener zweiter Operation führte ich Susi das Ergebnis vor, ohne vor ihr die Einzelheiten meines Abenteuers zu enthüllen.

Eine Vertraute begleitete mich allerdings von Beginn an durch meine gesamte Busenaffäre. Christine, ebenfalls Medizinerin. Während unserer gemeinsamen Studienzeiten hatten wir uns gegenseitig über unsere Ups and Downs in allen Lebenslagen das Herz ausgeschüttet. Christine hatte sich für ein eher unspektakuläres Leben an der Seite eines tüchtigen Ehemannes und für die geordnete Welt einer Kurklinik entschieden. Ausgerechnet bei ihr stieß ich in meinem vorsichtigen Herantasten an die heikle Angelegenheit der Schönheitsoperationen auf Verständnis und Solidarität.

»Ich bewundere deinen Mut«, applaudierte mir Christine.

Außerdem legte sie ein umfassendes Geständnis darüber ab, wie sie bereits in ihren Vierzigern bei einem namhaften Plastischen Chirurgen den Vertrag für ein Facelifting unterschrieben hatte, dann von ihren Bedenken eingeholt im letzten Augenblick quasi vom Operationstisch gesprungen war.

Somit fand ich in Christine wieder einmal die treue Freundin, die sich zwar dank meiner Abenteuer in ihren Bedenken bestärkt fühlte, gleichwohl mich zu dem erfolgreichen Abschluss herzlich beglückwünschte.

Doch ich erhielt noch weitere Zustimmung. Von dieser Seite hatte ich auch nichts anderes erwartet. Esther ist selbst auf dem medizinischen Schönheitsmarkt tätig und verkauft erfolgreich ihre routinierte Anwendung von Botox und Hyaluron.

»Ich gratuliere«, war ihr kurzer, von Beifall getragener Kommentar.

Schon lange hätte mich interessiert, welche der vielfältigen Möglichkeiten ihres einträglichen Angebotes Esther wohl bei sich selbst zum Einsatz bringt. Meine behutsame Annäherung an diesen Intimbereich wurde von ihr weitgehend ignoriert.

»Ich? Ich spritze mir nur die Glabella.«

Wie sollte ich das glauben? Esther, kaum jünger als ich, weist selten ebenmäßige Gesichtszüge und einen makellosen Teint auf.

Ich hätte es mir denken können, aber die Versuchung war zu groß, mich mit der Thematik der ästhetischen Maßnahmen auch an Helga heranzupirschen. Ich bewundere Helga. Sie ist schön, elegant, wohlhabend und vor allem eine selbstständige und selbstbewusste Frau, die im Alter von Mitte 60 immer noch bereit und in der Lage ist, sich als Architektin zu behaupten. Sie dürfte an sich bereits ein umfassendes Spektrum der Plastischen Chirurgie und Ästhetischen Medizin genutzt haben. Mit überzeugendem, anhaltendem Erfolg. (In dem späteren Kapitel »Plastische Chirurgen auf dem Catwalk« werde ich meinen neugierigen Lesern mehr dazu verraten können.)

Bei einem ihrer Hausabende treffen wir uns in der Küche. Ein geeigneter Platz für verschwiegene Frauenangelegenheiten? Wir plaudern über Essen, Gewicht, Diäten.

Helga hat seit vielen Jahren ein Sommerhaus in Bodrum. Als mein Mann und ich uns dort kürzlich aufhielten, fiel mir die Reklame der »Acıbadem Plastik ve Estetik Cerrahi«, einer Klinik für Plastische und Ästhetische Chirurgie, ins Auge. Entlang der gesamten Uferpromenade, zwischen Yachthafen, Restaurantzeile, Fischhändlern, Kreuzfahrerfestung und Badestrand waren die Werbetafeln im Abstand von 50 (tatsächlich fünfzig!) Metern aufgereiht. Wer hier mit Speckröllchen über der Strandhose, wabernden Oberarmen, stämmigen, durch Cellulitis entstellten Oberschenkeln und Schlimmerem mehr in gleißendem Sonnenlicht flaniert, muss, ob er will oder nicht, irgendwann seinen Blick gefesselt fühlen und ins Sinnieren geraten.

Natürlich bin ich neugierig und interessiert zu erfahren, ob Helga Erfahrungen mit diesem Ästhetikserail gemacht hat. Schließlich boomt der Skalpelltourismus in Richtung Türkei wie in manch ein anderes Land, weil dort die Plastischen Chirurgen ihr Handwerk ebenso gut verstehen wie anderswo auf der Welt, jedoch ihre Dienste zu deutlich günstigeren Honoraren zur Verfügung stellen. Vorsichtig schleiche ich mich an.

»Als wir in Bodrum waren, habe ich die Reklametafeln von Acıbadem Kliniği gesehen. Wahnsinn, alle 50 Meter.«

An dieser Stelle fing Helga an, hastig im türkischen Mokka zu rühren, fast wäre er übergeschwappt.

»Das ist mir noch nie aufgefallen«, murmelte sie vor sich hin. »Hilfst du mir, den Kaffee zu servieren?«

Ein unmissverständliches Signal, an dessen Botschaft ich mich seitdem halte, will ich nicht die Freundschaft gefährden.

Die Liste von Frauen und Freundinnen, denen ich meine Abenteuer aus der Welt der Plastischen Chirurgie teilweise oder vollständig vorenthalten habe, wäre beliebig zu verlängern. Denn wie wir alle wissen, können Frauen, ich behaupte in noch ungleich größerem Maß als Männer, untereinander sehr boshaft sein. Um mir Kommentare und potentielle Häme zu ersparen, habe ich mich daher gehütet, wenn überhaupt dann erst recht nicht in freizügigen Details, von den vielfältigen Pannen während meines Busenabenteuers zu erzählen.

Während ich diese Memoiren verfasste, habe ich mich mit verschiedenen Vertreterinnen der Ästhetischen Medizin unterhalten.

Eine Plastische Chirurgin Mitte 60, etabliert, erfolgreich, erfahren, verkündete mir ungefragt:

»Ich bin nicht geliftet.«

Wirklich? Und wenn, was ist mit anderen Maßnahmen aus der Palette des Beautyangebots wie Botox, Hyaluron, Eigenfett …? Taktvoll verzichtete ich auf bohrende Nachfrage.

Eine Dermatologin, Trainerin für die Anwendung von Produkten der medizinischen Ästhetik, führte mir die Pflegeprodukte vor, die sie auch bei sich selbst anwendet. Darüber hinaus verschwieg sie trotz unübersehbarer Indizien ihre weiteren mannigfaltigen Maßnahmen.

Nach diesen Eindrücken fühlte ich mich darin bestätigt, dass das umfassende Thema der weiblichen Schönheit per se für Frauen intim und heikel ist, nicht nur für mich. Wenn sogar die Professionellen glauben, sich verstecken zu müssen. Erst bei erdrückender Beweislage gesteht man das ein, was nicht mehr zu leugnen ist. Wir dekorieren uns mit Vuitton, Hermès, Prada, schlimmstenfalls mit Fakes. Man schminkt sich, färbt die Haare platinblond, lässt sich tätowieren. Alle sollen es sehen und dürfen es wissen. Warum müssen gerade die Maßnahmen der Ästhetischen Medizin und Plastischen Chirurgie ein Geheimnis bleiben? Anderswo auf der Welt denkt man übrigens darüber auch anders.

»Die Schönheitschirurgie ist ein Spiegel der Gesellschaft« (Werner Mang 2010).

Eine Gruppe von Frauen hat mir, wenn auch etwas verschämt, eher irgendwie nebenbei und leise nuschelnd, das Geheimnis ihrer Brustoperationen offenbart. Meine Patientinnen.

An mindestens neun von ihnen kann ich mich spontan erinnern, die mir im Laufe meines Berufslebens als Psychotherapeutin und Psychoanalytikerin von ihrer Busen-OP erzählt haben. Auf der Couch oder auf dem Sessel haben diese Patientinnen mir eines ihrer gehütetsten Geheimnisse gestanden. Zahlreiche andere fallen mir unter der Rubrik Facelifting, Liposuktion und Nasenkorrektur ein.

Alle diese Frauen kann ich als überdurchschnittlich selbstbewusst und selbstsicher, eigenständig, aktiv und in ihrem

Leben und Beruf erfolgreich bezeichnen, in der Wirtschaft, Modebranche, Sternegastronomie, als Lehrerin oder zufriedene Hausfrau tätig. (Hier muss ich sicherheitshalber darauf hinweisen, dass keineswegs nur hilfsbedürftige oder im herkömmlichen Sinne gestörte Menschen eine psychotherapeutische Behandlung in Anspruch nehmen.)

Natürlich habe ich zu den Offenbarungen meiner Patientinnen professionell geschwiegen. Ich bin aber sicher, dass alle mein nonverbales Verständnis und Wohlwollen gespürt haben.

Keine Frau oder Freundin, sondern ausgerechnet ein Mann und Freund ist schon lange ein wunderbarer Gesprächspartner für mich, wenn es um Fragen von Ästhetik und Schönheit des menschlichen Körpers geht: Axel.

Axel und mich verbindet seit unserem Medizinstudium eine Freundschaft, die länger währt als meine Ehe und seine Verbindung mit Michi, seinem Lebensgefährten. Axel ist schwul und das dürfte das wesentliche Geheimnis unserer harmonischen Verbundenheit sein. Während das Leben mich unter den Himmel von Norddeutschland verschlagen hat, ist er in seine Heimat nach Oberbayern zurückgekehrt. Als Anästhesist versteht er nichts von der menschlichen Psyche, so wie ich in gleichem Maße unwissend im Fachgebiet seiner Hightechmedizin bin. Sein Freund Michi ist so etwas wie ein Privatgelehrter und beschäftigt sich suchtartig mit klassischer Musik jeglicher Gattung und der Beschaffung von Tickets für Spektakel wie die Festspiele von Bayreuth und Salzburg. Im Winter besuchen uns Axel und Michi im Norden und sitzen mit uns vor dem Kaminfeuer. Im Sommer verbringen wir mit ihnen einige Tage auf ihrem Bauernhof und profitieren von den Festspielkarten.

Axel ist glücklich, in mir eine Gesprächspartnerin für alle Aspekte der Schönheit zu haben, denn Michi ist wie mein Mann gegenüber diesen Fragen völlig desinteressiert.

»Ich empfehle dir ›Youth Code‹, damit bin ich sehr zufrieden«, gibt er mir freimütig als seinen aktuellen Tipp zur Gesichtspflege weiter. Sein jugendlicher Teint unter blond getöntem Haar beweist die Zuverlässigkeit dieser Empfehlung wie auch schon vorangegangener dieser Art. Axels Sorgen klingen ähnlich wie die meinen:

»Ich wiege kaum mehr als in meiner Jugend, aber es sieht nicht mehr so gut aus. Wollte ich schlanker sein, müsste ich auf noch mehr verzichten.«

Er muss bereits jetzt auf sehr viel verzichten. Die Statur von Freund Michi zeigt die Folgen davon, dass er nicht nur Gourmet, sondern auch Gourmand ist.

Axel hatte ich im Vorfeld meiner OP-Pläne ins Vertrauen gezogen. Als langjährig tätigen Anästhesisten interessierten ihn die Möglichkeiten der Plastischen Chirurgie genauso wenig wie er als Homosexueller sich wirklich in mein Busenproblem einfühlen konnte. Aber immerhin:

»Deine Proportionen entsprechen nicht mehr dem goldenen Schnitt«, räumte er ein, aber warnte:

»Jede Narkose ist ein Risiko. Es passieren viel mehr Zwischenfälle als bekannt werden. Ich würde mich nicht operieren lassen.«

Axels Warnungen beruhten immerhin auf seinem Erfahrungsschatz von zigtausenden Narkosen. Axel ist ein ängstlicher Typ und ewiger Pessimist. Bei Sonnenschein hat er in Salzburg einen Regenschirm im Gepäck. Er fürchtet den Charakter der norddeutschen Kühe. Jedes Jahr unkt er aufs Neue:

»Michi, diesen Sommer bekommen wir bestimmt keine Karten mehr für Bayreuth.«

Trotzdem vergeht dort keine Saison ohne die beiden.

Wie meine Leser wissen, schlug ich Axels Warnungen in den Wind.

Beim Busenpapst

Auf den Beratungstermin bei dem renommierten Brustexperten Professor Dr. med. Alexander Vallecca hatte ich mich sorgfältig vorbereitet. Bei Kapazitäten wie ihm ist jede Minute knapp bemessen und teuer zu bezahlen.

Also hatte ich zuvor die Historie meines Busens, beginnend mit meiner unglücklichen Pubertät bis zum aktuellen Stand rekapituliert, um sie ihm möglichst knapp und präzise darbieten zu können. Den Operationsbericht von Professor Krayburg und die präoperative Fotoserie meiner Brust hatte ich bei mir. Allerdings waren der Briefkopf und alle Namen auf den Unterlagen von mir mit großer Sorgfalt geschwärzt. Damit war der Bericht anonymisiert und nur der Operationsverlauf lesbar.

Viel zu früh machte ich mich auf den Weg, ein bisschen aufgeregt und gespannt auf das nächste Kapitel meines Busenabenteuers. Allmählich begann die Angelegenheit für mich auch vergnüglich zu werden.

Natürlich war ich hübsch zurechtgemacht. Übrigens ein Bemühen, das ich gegenüber jedem, dem ich meinen derangierten Busen blank zu präsentieren hatte, in größtmöglichem Maße zeigte. Inzwischen mache ich mir keine Illusionen mehr über den Nutzen solcher Anstrengungen. Vielmehr kann ich meinen Lesern empfehlen, einfach Gelassenheit zu bewahren und Fatalismus zu zeigen, sollten auch sie jemals in die missliche Lage geraten, den diagnostischen Blicken eines Vertreters der Plastischen Chirurgie, Ästhetischen Medizin und vergleichbarer Branchen ausgesetzt zu sein. Ich bin überzeugt: Wer in diesem Metier etwas von seinem Fach versteht, entdeckt am Körper seines Gegenübers alles, wirklich alles, eben auch die kleineren und größeren Mängel, die wir naiven Patienten oder Kunden unter Einsatz unseres gesamten Geschicks verbergen wollen.

Da das Date bei dem Busenspezialisten mit dem Preis einer Opernkarte aus dem mittleren Preissegment zu Buche schlagen würde, wollte ich dieses Ereignis so richtig auskosten.

Herr Professor Vallecca verfügte über Empfangsräume in der Innenstadt, natürlich in Bestlage. Ein Palais, das neben Geschäften internationaler Designer auch ein Restaurant, eine Bar und ein Café beherbergte und über mehrere Etagen Raum für Büros, Kanzleien und schließlich Herrn Professor Valleccas Praxisräume bot.

Während ich auf und ab promenierte und mich noch mit einem Kaffee stärkte, wusste ich die Anonymität einer solchen Lage zu schätzen. Wenn ich in der Universitätsklinik auf Professor Krayburg warten musste, saß ich dort vor den Räumen seiner Abteilung in einem Gang, der zu den Hauptachsen des Klinikums zählte. Jeder Mitarbeiter der Klinik, der mich hier sitzen sah, konnte sich denken, dass ich ein Treffen mit Professor Krayburg vor mir hatte. Es hätte sich um meine Finger, eine Narbe oder ein ernsthaftes Problem aus dem Spektrum der Plastischen und Rekonstruktiven Chirurgie oder Handchirurgie handeln können. Saß ich dort auf der Wartebank, aufgereiht zwischen Mitpatienten wie ein Huhn auf der Stange, beschlich mich dennoch immer einmal der Gedanke, dass jedem Passanten die notwendige Restaurierung meines Busens ins Auge fallen müsste. So souverän war ich eben doch nicht.

Frühzeitig genug, um meine Neugier noch ausreichend befriedigen zu können, betrat ich die Ordination von Professor Alexander Vallecca.

Sehr schön. Bei allen Zweifeln, ob für medizinische Maßnahmen welcher Art auch immer ein allzu gepflegtes oder gar luxuriöses Ambiente erforderlich ist, hier war es angenehm.

Blumen und Bilder, eine ruhige Atmosphäre. Zweifellos war dieses Interieur nicht an basaler medizinischer Notwendigkeit und banaler Versorgung orientiert, sondern geeignet, den Erwartungen des Klientels der »Wohlfühlmedizin« und damit auch Ansprüchen auf höchstem Niveau gerecht zu werden.

Eine gepflegte Dame, mindestens so durchgestylt wie Bella Hecht, nahm meine Daten auf und ließ mich in einem Wartezimmer Platz nehmen. Hinter der geschlossenen Tür des diskreten Chambre séparée blieben mir meine Patientenkollegen und die Geschehnisse in der Praxis leider verborgen. Dafür brauchte ich meinerseits nicht zu fürchten, als Besucherin von Professor Vallecca ertappt zu werden. Nicht belanglose Zeitschriften lagen hier für die Wartenden aus. Stattdessen machten Stapel von Broschüren und Flyern auf das breite Spektrum der Ästhetischen Chirurgie aufmerksam, das Professor Vallecca neben der Kunst der Brustoperationen beherrschte.

Bei welcher Frau drängen sich angesichts dieser Möglichkeiten nicht Zweifel auf, vielleicht doch wichtige Chancen ihres Lebens ungenutzt zu lassen?

Mit geringfügiger Verspätung wurde ich von der Empfangsdame zur Audienz geführt.

Professor Dr. med. Alexander Vallecca, Facharzt für Plastische Chirurgie, anerkannter Experte für Brustoperationen jeglicher Art. Wie man flüsterte, hatte er bereits vor vielen Jahren seinen zweitausendsten Busen gefeiert – der Busenpapst!

Dank Internetstudium war ich über meinen Consultant umfassend informiert. Professor Vallecca hatte ein internationales Renommee, reiste von einem Symposion zum nächsten Kongress und veranstaltete Tagungen. Die Kongressprogramme wiesen ihn als Spezialisten für Live-Operationen aus, Events im Operationssaal, bei denen er vor den Augen des fortbildungswilligen Kollegenkreises persönlich operierte. Als besonderes Hobby und spezielle Herausforderung führte er gerne »Reoperationen« durch, also »Nochmal-Operationen« solcher Busen, an denen zuvor seine chirurgischen Kollegen ein weniger glückliches Händchen gezeigt hatten.

Ein solches Schauoperieren braucht eine ausreichende Portion von Erfahrung und Selbstvertrauen. Kann man sich doch unschwer vorstellen, dass das beobachtende Publikum jeden minimalen Mangel registrieren und kommentieren würde. Offensichtlich konnte sich Professor Vallecca auch leichten Herzens erlauben, sein operatives Herrschaftswissen an die ungeübteren Kollegen weiterzugeben, ohne damit wirkliche Konkurrenz fürchten zu müssen.

Wer anders als Professor Alexander Vallecca kam also für eine Zweitmeinung infrage!

Eine Zweitmeinung ist für Patienten wie Ärzte eine heikle Angelegenheit. Eine Krähe hackt der anderen kein Auge aus. Das gilt für alle Sparten der Medizin.

Gelegentlich wenden sich Patienten mit ihren Klagen über Behandler und Behandlungen oder mit der Bitte um meine Einschätzung auch an mich. Dann bin ich zwar um Verantwortungsbewusstsein und Objektivität bemüht, um dem Patienten, der sich an mich als Ärztin gewandt hat, korrekt zu beraten. In gleichem Maße bin ich zurückhaltend und hüte mich vor einer allzu direkten Meinungskundgebung, insbesondere dann, wenn es sich um einen mir persönlich bekannten Kollegen handelt. Man sieht sich im Leben zweimal.

Als Beraterin von Krankenversicherungen habe ich schon manch ein Gutachten zur Beurteilung vorgelegt bekommen, in dem sich Kapazitäten von hohem wissenschaftlichen Niveau zu den medizinischen Maßnahmen ihrer Kollegen äußern. Dabei geht es um finanzielle Ansprüche von Patienten, aber auch Behandlungsfehler, kostspielige Krankenhausaufenthalte und aufwändige Behandlungen, meistens um eine ganze Menge Geld. Nicht selten kann man da einen verbalen Eiertanz auf höchstem diplomatischen Niveau lesen.

Begrüßt wurde ich von einem Herrn irgendwo Mitte 60, schlank und drahtig, in aufrechter Haltung, mit erhobenem Kopf. Glatte Gesichtszüge mit straffen Konturen, dennoch markante Falten zwischen Nase und Mund, unter der hohen Stirn aus hellen Augen ein kühler, intelligenter Blick. Herr Professor Vallecca wirkte nicht wirklich jünger als sein Lebensalter, gleichwohl besonders lebendig und vital.

Im Verlauf der folgenden halben Stunde hatte ich Gelegenheit, mein Gegenüber auf mich wirken zu lassen. Hätte ich nicht einen Professor der Medizin vor mir gehabt, hätte ich mir diesen Herrn in manch einer anderen Führungsposition vorstellen können. Als Vorstandsmitglied oder Manager in der Wirtschaft, Kardinal auf einem Konzil, sogar als Generalmajor. Eine Persönlichkeit, die Autorität und Charisma ausstrahlte.

»Ich hätte früher kommen sollen«, leitete ich auf seine aufmunternde Frage das Gespräch ein und berichtete von meinen bisherigen Busenerlebnissen ohne die Anmerkung zu versäumen, warum ich mich nicht in der Lage gesehen hatte, von ihm die Operation durchführen zu lassen. Professor Vallecca studierte den Operationsbericht und betrachtete die Bilder. Als alter Hase zeigte er Verständnis dafür, dass ich den Namen meines Operateurs nicht verraten wollte, bevor ich seine Meinung gehört hatte.

»Darf ich mir jetzt Ihre Brust ansehen?«

Der Busenpapst empfing mich in einer Räumlichkeit ähnlich dem Chefarztzimmer von Professor Krayburg und damit auch vergleichbaren Räumen in Chefetagen. Auch hier beeindruckten neben der großzügigen Weite eine akademische Bücherwand und dunkle Ledermöbel. Professor Vallecca thronte hinter einem Schreibtisch in Kingsize, der festungsartig zwischen ihm und mir, seiner Besucherin, aufgebaut war. Gelegentlich wanderte sein Blick durch ein Fenster hinter mir, das einen weiten Ausblick über die Stadtkulisse ermöglichte.

Den entscheidenden Unterschied, den ich nach meinen Erfahrungen in der Stripteaselounge von Professor Krayburg sofort zur Kenntnis nahm, stellte ein Paravent dar, der innenarchitektonisch gekonnt eine Untersuchungsliege versteckte und mir nun eine angemessene Möglichkeit bot, unbeobachtet meinen Busen freizulegen.

Nachdem Professor Vallecca meine Brust aus allen Perspektiven begutachtet hatte, erkundigte er sich:

»Was stört Sie?«

Zu den ungünstigen Veränderungen infolge der Operation, die inzwischen noch offensichtlicher geworden waren, meinte er:

»Sie haben ein Bottoming-out, ein Durchsacken der Brust.«

Den weiteren Verlauf des Gesprächs werde ich nur auszugsweise wiedergeben. Da ich zu diesem Zeitpunkt noch der Meinung war, dass Professor Krayburg bei seiner missglückten Operation meines Busens einen schlechten Tag oder einfach nur Pech gehabt hatte, war ich um Fairness bemüht, um ihn vor Schadenfreude und Klatsch der Kollegen zu schützen. Auch der Busenpapst ist nur ein Mensch.

Als Professor Vallecca nämlich nun vorsichtig nachfragte, ob er vielleicht doch wissen dürfe, woher ich komme, bat ich ihn um seine maximale Diskretion, um ihm im Gegenzug den Namen meines Operateurs zu verraten.

»Wer hat mit Krayburg operiert?«, erkundigte sich mein Berater.

»Oberarzt Dr. Franz Bauer«, konnte ich ihm verraten.

»Bauer? Franz Bauer? Der hätte es doch können müssen«, lautete Professor Valleccas Kommentar. Er schien sehr überrascht. Damit hatte der Busenpapst seine Insiderkenntnis erweitern und so auch seinerseits ein wenig profitieren können.

Jetzt war ich dran. Zunächst versäumte ich nicht, auch meinerseits Professor Vallecca meine hundertprozentige Vertraulichkeit zuzusichern und bat ihn dann um seine ungeschminkte

Einschätzung meiner Brust und des Operationsergebnisses seines Kollegen Professor Krayburg.

Wer mich kennt, weiß meine Zuverlässigkeit in allen Lebenslagen zu schätzen. Dank Intuition und Menschenkenntnis dürfte auch Professor Vallecca erkannt haben, dass er bei mir auf der sicheren Seite sein konnte. Per Handschlag des ehrbaren Kaufmanns war der Deal zwischen uns besiegelt.

Der Busenpapst äußerte sich in der Form kurz und prägnant, in der Sache eindeutig und unmissverständlich. Ohne Zeugen und schriftliches Beweismaterial bekam ich seine gutachterliche Stellungnahme. Damit wusste ich Bescheid.

Bis heute habe ich mich an mein Wort gehalten.

Professor Vallecca hätte es kaum zu einem solchen Maß an Ansehen und Einfluss gebracht, wäre er nur Arzt und Wissenschaftler. Als guter Kaufmann ließ er mir nach der Verabschiedung von seiner hübschen Mitarbeiterin ein komplettes Angebot für eine Reoperation, also ein Gesamtpaket mit Operation, Anästhesie, stationärem Aufenthalt und Nachbetreuung, ausarbeiten.

Damit zog ich zufrieden von dannen. Dieses Interview hatte sich für mich gelohnt! Auf meine eigene Urteilsfähigkeit hätte ich nicht vertrauen wollen. Aus den Worten des Busenpapstes Professor Alexander Vallecca konnte ich jedoch entnehmen, dass ich mich mit dem Operationsergebnis von Professor Krayburg nicht zufrieden geben musste.

Mein Operateur hatte keineswegs »Ein schönes Ergebnis« erzielt. Ich war nicht zufrieden, weil es kein zufriedenstellendes Operationsergebnis war. Ich wusste somit, dass ich keinen traumtänzerischen Spinnereien und illusorischen Vorstellungen hinsichtlich der Möglichkeiten der Plastischen Chirurgie bei meinem Busen erlegen war.

Kolloquium beim Herrn Professor

Exakt drei Monate nach der Operation, zwei Tage nach meiner Audienz beim Busenpapst, hatte ich meine nächste Verabredung. Langfristig vereinbart war ich in die Privatsprechstunde von Herrn Professor Krayburg zur Begutachtung seines Operationsergebnisses geladen.

In Erinnerung an die angespannte Atmosphäre des Szenarios vor drei Wochen und die argumentative Phalanx meiner beiden Operateure Krayburg und Bauer hatte ich für mich halbwegs paritätische Verhältnisse organisiert und meinen Mann mitgenommen. Wohlgemerkt: Es gehört zu meinem Selbstbild und Anspruch, auch kritische Situationen eigenständig zu regulieren. Umso mehr, wenn es um Angelegenheiten meines höchst eigenen Körpers und mehr noch um eine Suppe geht, die ich mir selbst eingebrockt hatte.

Nachdem mein Mann bis zu diesem Zeitpunkt mit jeglicher Geduld, die ihm nur irgendwie möglich war, mein verbales Wiederkäuen der Abenteuer ertragen hatte, erschien ihm die Aussicht, nun auch einmal live dabei sein zu dürfen und den Protagonisten kennenzulernen als eine attraktive Perspektive. Dringende Bitte meinerseits und Teil unserer geplanten Strategie war allerdings, dass er sich mit der Rolle eines schweigenden Beobachters an meiner Seite zu begnügen hatte.

Im Vorzimmer begrüßte uns Bella Hecht, heute in schwarzer Robe und hochgestecktem Haar unübersehbar auf dem Sprung zu einem After-Work-Date. Nach einem Anflug von Überraschung zeigte sie geschäftsmäßige Gelassenheit, während sie meinen Begleiter aus den Augenwinkeln musterte.

Wir warteten vor dem Zimmer des Herrn Professor. Klinikpersonal, Besucher und Patienten, die alle kein offensichtliches

Interesse an uns zeigten, eilten vorüber. Mein Mann entdeckte sofort die Brisanz der Situation.

»Denken die jetzt, ich soll hier ein Facelifting bekommen? Treibst du es nicht etwas weit mit deinen Erwartungen an die eheliche Pflichterfüllung?«, murrte er.

Angesichts seines erschlafften Halses und vor allem einer schlappen Hautmasse, dort, wo sich in seiner fernen Jugend ein exakter 90°-Winkel zwischen Unterkiefer und Hals befunden hatte, würde ihm ein Lifting gut bekommen.

Schon wurde er erlöst, denn die Tür öffnete sich und Herr Professor Krayburg winkte uns herein. Mein Mann bekannte hinterher, dass auch ihn zunächst der honorige Habitus und die herzliche, souveräne Begrüßung durch den Chefarzt überzeugten. Heute fehlte Oberarzt Dr. Bauer. Stattdessen war Dr. Ito dabei, der junge Assistent, der bei der Operation vermutlich für Handlangerdienste eingeteilt und danach für die Wundkontrolle zuständig gewesen war.

Wir saßen zu viert in der bekannten Stripteaselounge.

»Wie geht es Ihnen?«, leitete der Professor die Besprechung ein.

Wer fragt, der führt. Von Sokrates bis Birkenbihl, von der griechischen Philosophie bis zum Managementtraining gilt dieser Grundsatz. Mein Konzept sah vor, den Herrn Professor zunächst einmal selbst reden zu lassen. Somit versuchte ich, die Regie zu übernehmen und schlug ihm vor, das Operationsergebnis zu begutachten. Routiniert streifte ich meine Garderobe, die ich dafür wieder speziell arrangiert hatte, ab und fragte:

»Jetzt ist die Dreimonatsfrist vorbei. Was meinen Sie, Herr Professor Krayburg?«

Der Herr Professor beugte sich über meine Brust, betastete sie, stellte wieder mit Zufriedenheit fest, dass alles weich sei, fragte, ob ich irgendwo Schmerzen hätte, freute sich über die unbeeinträchtigte Sensibilität und gut durchbluteten Brustwarzen.

»Sehr schön. Sie sehen, alles ist in Ordnung. Die Brust ist abgeschwollen. Ein schönes Ergebnis.«

Bevor ich meinen Trumpf, den Besuch bei Professor Alexander Vallecca auf den Tisch legen würde, sollte Professor Krayburg noch etwas mehr aus der Reserve gelockt werden.

»Meine Brust ist nicht abgeschwollen. Sie ist seit der Operation nach unten und zur Seite abgerutscht. Ich habe mich informiert, man nennt dieses Phänomen Bottoming-out. Die Mamillen sitzen weiter oben als vor der Operation. Das ist also besser geworden. Aber meine Brüste sind kaum kleiner. Schlimmer noch: Die Brust ragt über beide Seiten hinaus. Damit ist mein Umfang an dieser Stelle sogar breiter als meine Hüften. Herr Professor Krayburg, was sagen Sie dazu?«

Der Ordinarius saß zurückgelehnt auf seiner schwarzen Ledercouch. Im rechten Winkel dazu Dr. Ito mit gesenktem Kopf. Ob es ihm als höflichem Asiaten unangenehm war, Zeuge von Vorwürfen gegenüber seinem Chef zu werden?

»Sie sind nicht zufrieden!«

Dieser Satz, den ich schon zuvor von dem Herrn Professor zu hören bekommen hatte, klang zunächst wie eine simple Feststellung und eine durchaus zutreffende Beschreibung meiner psychischen und mentalen Befindlichkeit. Für die Wirkung entscheidend waren weniger die Worte. Entscheidend waren Tonfall und Stimme des Herrn Professor, nämlich leicht gereizt, vorwurfsvoll und anklagend.

Ich zuckte innerlich zusammen, bekam ein schlechtes Gewissen, fühlte mich unsicher und verschüchtert. Wieder dachte ich:

»Bin ich zickig, bin ich eine der dümmlichen, postklimakterischen Tussis, die ihr Alter nicht akzeptieren wollen und der Illusion von ewiger Jugend nachhängen?«

Nach wenigen Sekunden hatte ich mich wieder unter Kontrolle.

»Ja, Herr Professor, ich bin nicht zufrieden, weil das kein zufriedenstellendes Operationsergebnis ist!«

Ich besann mich, dass ich immer noch mit entblößtem Oberkörper auf meinem Teil des schwarzen Ledersofas saß. Rechts von mir mein Büstenhalter, links von mir mein wieder als Complet abgestreiftes Jackett mit Hemdbluse, die Blicke der drei Herren, die ihrerseits auf schwarzen Lederpolstern platziert waren, auf meinen überarbeitungsbedürftigen Busen gerichtet – eine ebenso groteske wie desavouierende Szene.

Wieder bekleidet rüstete ich zum entscheidenden Angriff. Ich setzte mich noch aufrechter und legte, indem ich dem Herrn Professor ins Auge blickte, meinen Trumpf auf den Tisch.

»Vor zwei Tagen war ich bei Professor Vallecca zur Zweitmeinung. Er hat mich um Diskretion in Hinblick auf seine genauen Worte gebeten. Er hat sich aber unmissverständlich geäußert. Ich weiß jetzt, dass dieses Operationsergebnis nicht ausreichend ist.«

Mit dem Platzen dieser Bombe kam Bewegung in die Runde. Der kleine Dr. Ito schreckte hoch und schaute mich entsetzt an. Herrn Professor Krayburg erstarrten die Gesichtszüge, er wurde ein wenig bleich, schnappte nach Luft und meinte nach einigen Schreckenssekunden:

»Der Kollege Vallecca ist ein guter Praktiker. Wir sehen aber auch Patienten von ihm, die nicht zufrieden sind.«

Er hatte sich wieder gefangen.

»Ich möchte, dass Sie zufrieden sind. Auf Kulanzbasis biete ich Ihnen eine weitere Operation an.«

Ich protestierte:

»Was stellen Sie sich eigentlich vor, Herr Professor Krayburg? Eine Operation ist kein Spaziergang. Ich habe mich schon neulich gewundert, wie leichtfertig Sie mir dieses Angebot gemacht haben. Ist Ihnen eigentlich bewusst, was eine Operation für mich als Patientin bedeutet? Vorbereitungen, Vollnarkose, Schmerzen, Verdienstausfall, sechs Wochen keinen Sport, und, und, und …?«

Ich wurde immer zorniger.

»Und überhaupt: Ich habe keinen Anspruch auf ein perfektes Ergebnis. Aber ich kann ein zufriedenstellendes, dem üblichen Standard einer fachgerechten Operation entsprechendes Ergebnis erwarten. Glauben Sie denn, Herr Professor Krayburg, dass Sie mit einer weiteren Operation ein besseres Ergebnis erzielen werden?«

Herr Professor Krayburg wirkte ärgerlich, von seinem ehemals höflichen Charme und seiner pastorenhaften Fürsorglichkeit war nichts mehr zu spüren. Die Atmosphäre wurde immer angespannter. Von Dr. Ito kam während des gesamten Gespräches keine verbale Äußerung. Er war noch mehr in sich zusammengesunken und hielt den Kopf noch tiefer gebeugt. Einmal in Schwung gekommen fuhr ich fort:

»Vor drei Wochen haben Sie das beginnende Bottoming-out als Abschwellen meiner Brust bezeichnet. Entweder haben Sie dieses Phänomen nicht erkannt oder mich als Patientin in die Irre führen wollen.«

Jetzt meldete sich der Ordinarius entrüstet zu Wort:

»So etwas gibt es bei uns nicht. Ich biete Ihnen eine weitere Operation an, auf Kulanzbasis. Ich verspreche Ihnen ein Ergebnis zu Ihrer vollsten Zufriedenheit!«

Bekanntlich hatte Herr Professor Krayburg genau diese Worte bereits anlässlich des Kontrolltermins in der Ambulanz gebraucht. Es schien eine seiner Standardformulierungen zu sein. In der Wiederholung erschien sie mir in keiner Weise überzeugender.

War das Hybris oder Naivität? Besser als ich sollte der Lehrstuhlinhaber für Plastische Chirurgie doch wissen, auf welches Glatteis er sich mit diesem Versprechen gegenüber dem potentiell nörglerisch-fordernd-zickigen Klientel der Schönheitsoperationen begab. Einige Male ging es hin und her.

Ich erkundigte mich nach den Kosten für die nochmalige Anästhesie und den stationären Aufenthalt. Selbstverständlich, meinte der Professor, müsste ich für diese selbst aufkommen. Schließlich schaltete sich mein Mann ein, der bisher auftragsgemäß geschwiegen hatte.

»Sollten wir nicht an dieser Stelle für heute zum Schluss kommen?«

Ich verblieb mit Herrn Professor Krayburg, das Gespräch auf mich wirken zu lassen und über seinen Vorschlag nachzudenken.

Erschöpft vom Kolloquium beim Herrn Professor begab ich mich mit meinem Mann zum Debriefing in ein lässiges Bistro, um in entspannter Atmosphäre eine Bestandsaufnahme zu machen. Als wir dort bei anerkannt nur mäßig gutem Essen saßen, das von umso flotteren Mädchen für ebensolche Gäste serviert wurde, zeichnete sich ein Phänomen ab, das vor allem mich, leider als Kollateralschaden auch meinen armen Mann, in der nächsten Zeit treffen sollte.

Busen und Brüste wurden in den folgenden Monaten endgültig zum beherrschenden Thema, in der Terminologie der Psychiater zu einer »überwertigen Idee«, das mich und, wenn auch in beschränkterem Maß, meinen Mann überall verfolgte. Da jede Frau jenseits der Pubertät einen Busen hat, gab es angesichts des weiten Spektrums und der Varianzbreite der weiblichen Brust überall viel zu sehen und zu beobachten, noch mehr zu lästern und von mir dank wachsendem senologischen Sachverstand zu bewerten.

Im Bistro ging es wie immer munter zu. Wie auf einem Catwalk eilten Kellnerinnen vorbei und flanierten Gäste vorüber.

»Schau mal, die sollte sich aber schnellstens einmal bei einem Schönheitschirurgen vorstellen ...«

»Sieh mal diesen Busen an, der kann nur noch besser werden, da kann dein Professor nicht mehr viel verderben ...«

»Unter diesem schwarzen Sack muss ein Riesenbusen stecken, da könnte der Herr Ordinarius die Mammareduktionsplastik ein wenig trainieren ...«

Da mein Mann über einen scharfen Blick und eine noch

viel schärfere Zunge verfügt, wurde dieser Topos für ihn zum Quell ständig neuer Vergnügungen. Ich ging meinerseits differenzierter und im Lauf der Monate mit immer detaillierterem Kenntnisstand über Busen, Brustverkleinerungen, Plastische Chirurgie et cetera an das Thema heran.

»Ein ideal platzierter Jungmädchenbusen, die Brustwarzen am Ende des oberen Drittel des Oberarms …«

»Ich wette, die ist operiert, über 60 und ein nahezu perfekter Busen. Glückwunsch. Das klassische ›kleines C-, großes B-Körbchen‹. Ob die bei Vallecca war?«

An diesem Abend hatte aber zunächst die Aufarbeitung des aktuellen Meetings Vorrang. Zwischen Salat und Pasta, zur Beruhigung und Anregung von Geist und Psyche unterstützt von einigen Gläsern Wein, zog ich ein erstes Resümee.

Drei Monate nach der Operation saßen meine Brustwarzen wesentlich besser als zuvor. Darüber hinaus war das definierte Operationsziel, nämlich eine Verkleinerung meiner Brust, von einer geringfügigen Reduktion abgesehen, nicht erreicht. Schlimmer noch: Die Brust hatte eine kastenförmige Gestalt und meine Figur durch seitlichen Überhang – Dog-Ears? – eine eieruhrähnliche Silhouette bekommen. Mit diesem Ergebnis konnte ich unmöglich für den Rest meiner Tage leben.

Der honorige Gentleman, als den ich den Ordinarius für Plastische Chirurgie kennengelernt hatte, hatte sich als eine gewisse Mogelpackung entpuppt. Bei meiner Operation hatte er sein schönheitschirurgisches Handwerk nicht ausreichend beherrscht. Von der anerkannten Kapazität in der Welt der Senologie, dem Busenpapst Professor Vallecca, hatte ich ein unmissverständliches Votum erhalten. Nicht nur nach meinem eigenen Eindruck, sondern auch aus Professor Valleccas Urteil musste ich schließen, dass ich tunlichst vermeiden sollte, mich ein zweites Mal auf den Operationstisch von Professor Krayburg zu legen.

Neben den Defiziten in der Beherrschung der Mammareduktion waren mir inzwischen bei Herrn Professor August Wilhelm Krayburg seine Schwächen im menschlichen Umgang bewusst geworden. Wie sonst sollte ich die Tatsache einschätzen, dass der Herr Professor kein einziges Wort des Bedauerns und Mitgefühls, geschweige denn einer Entschuldigung geäußert hatte? Stattdessen warf er mir gebetsmühlenartig in anschuldigendem Ton vor:

»Sie sind nicht zufrieden.«

Als ob ich trotz eines ausreichenden Operationsergebnisses unrealistischen Träumen nachhängen würde. Darüber hinaus waren mir schon zuvor von dem Chefarzt in unüberhörbar manipulativer Weise immer wieder Suggestionen zugeflüstert worden wie:

»Ein schönes Ergebnis« und »Ich verspreche Ihnen ein Ergebnis zu Ihrer vollsten Zufriedenheit«.

Oder in seinem Operationsbericht, der lege artis nur eine sachliche Dokumentation des Operationsverlaufs hätte darstellen sollte, war zu lesen:

»Am Ende der Operation ist eine sehr schöne Formung der Brüste gelungen.«

Das Gefasel vom »Abschwellen«, das ich nahezu unisono von allen Mitarbeitern der Abteilung gehört hatte, verzeihe ich gerade noch den Assistenten, die in ihrer Position von ihrem Chef maximal abhängig waren. Bei dem Herrn Professor konnte ich diese Worte nur unter der Rubrik »Manipulative Beruhigungstaktik« subsummieren. War das ebenfalls eine gezielte, suggestive Fehlinformation oder hatte der Lehrstuhlinhaber tatsächlich das beginnende Bottoming-out nicht erkannt und mit einem Abschwellen meiner Brust verwechselt? So oder so, beide Varianten waren nicht mit der Position eines Ordinarius und Ärztlichen Direktors einer Universitätsklinik vereinbar.

Was war eigentlich mit Oberarzt Dr. Franz Bauer? Von allen Seiten hatte ich nur Positives über ihn gehört, ein Experte der Brustoperation. Selbst Professor Vallecca hatte großes Zutrauen in ihn geäußert:

»Der hätte es doch können müssen.«

Fragen über Fragen. Mit etwas Wehmut erinnerte ich mich, dass ich ursprünglich für meine Brustoperation einen Zeitbedarf von 14 Tagen eingeplant hatte, gerade noch weitere vier Wochen für eher marginale Einschränkungen. Nun musste ich feststellen, dass ich für nicht absehbare Zeit mit weiterem Troubleshooting beschäftigt sein dürfte. Keine Spur von »Problemlösende Disziplin« …

Was blieb mir anderes übrig, als aus der Not eine Tugend zu machen und meinen Busen zu meinem neuen Hobby zu erklären. Hatte mich in den letzten Jahren nicht immer mal wieder der Gedanke beschlichen, mein saturiert dahinplätscherndes, immer älter werdendes Leben könnte ein wenig frischen Wind gebrauchen?

Voilà, hier tat sich die Chance für einen Abenteuerspielplatz auf.

Abenteuerspielplatz mit Kriminalambiente

Zu Beginn meines Busenabenteuers glaubte ich zu wissen, was ich zu tun und lassen hätte und was darüber hinaus auf mich zukommen könnte. Jetzt hatte ich keine Ahnung mehr.

Das bedeutete zunächst die Intensivierung meiner theoretischen Studien. Während der letzten Wochen hatte ich mit den Recherchen zum Thema »Plastische Chirurgie« und »Brustverkleinerung« bereits begonnen. Mit meinem frisch erworbenen Wissen hatte ich schon durch gezielte Fachfragen anlässlich meiner Visite bei Professor Vallecca punkten können.

Nachdem mich Professor Krayburg nicht ausreichend informiert hatte, war ich nun meinerseits intensiv bemüht, mir über alle Varianten von Operationstechniken, Risiken, Dog-Ears, Bottoming-out und weiteren Details soweit Kenntnisse anzueignen, dass ich besser in der Lage war, diese Phänomene selbst einzuordnen. So wurde ich in den nächsten Monaten zeitweise zur nahezu süchtigen Internetuserin. Ich klickte mich bis in die verwinkeltsten Ecken des World Wide Web und verbachte viel Zeit damit, mich über die schier unendlichen Varianten von Techniken, Risiken und Folgen der Brustverkleinerungsoperation zu informieren.

»Sie wissen in der Theorie mehr über eine Mammareduktionsplastik als manch einer unserer Assistenten«, lobte später mein nächster Operateur das Ergebnis meines Fleißes.

Mit diesem kleinen Trailer bin ich allerdings den Ereignissen schon vorausgeeilt, um meiner Leserschaft einen Vorgeschmack auf die folgenden spannenden Kapitel dieses Buches zu geben.

Zum Zeitpunkt meines Busenabenteuers lag mein Medizinstudium bekanntlich viele Jahre zurück. Obwohl ich meine Staatsexamina mit überdurchschnittlichen Noten abgeschlossen hatte, war es mir zuvor dank der damals gültigen Studienordnung perfekt gelungen, mich an einigen Fächern, die mir uninteressant wenn nicht gar überflüssig erschienen, vorbeizumogeln. Ich zeigte keine nennenswerte Präsenz in solchen Vorlesungen und Kursen und verzichtete leichten Herzens darauf, mein Hirn mit unnützem Wissen zu belasten.

Unter den mir unsympathischen Fächern, wie beispielsweise Hygiene oder Pathologie, hatte ich auch der Chirurgie einen Spitzenplatz eingeräumt. Das Hantieren an blutigen Bäuchen oder anderen aufgeschnittenen Körperteilen ließ bei mir Assoziationen an die Tätigkeit von Metzgern aufkommen und stellte damit für mich keine Attraktion dar.

Im Praktischen Jahr, dem klinischen Abschnitt des Medizinstudiums, führte aber auch für mich kein Weg an einer begrenzten Auseinandersetzung mit dem Fachgebiet der Chirurgie vorbei. Damals war ich mit zwei besonders ambitionierten Kommilitonen auf einer Station für die Allgemeinchirurgie eingeteilt. Die beiden handelten untereinander die spannenden Operationen aus, bei denen sie den Operateuren zuschauen und Haken halten durften. Sie nahmen gerne entgegen, dass ich mich aus diesem kompetitiven Contest heraushielt und mich auf subalterne Tätigkeiten wie Blutabnehmen beschränkte. Kein Wunder, dass aus diesen beiden Kollegen wirklich etwas geworden ist. Der eine hat es bis zum Ordinarius für Herzchirurgie gebracht, der andere immerhin bis zum Chefarzt eines Kreiskrankenhauses.

Zu meiner Ehrenrettung möchte ich ergänzen, dass ich mich in dem nachfolgenden Abschnitt meines PJs, der mich in die Abteilung für Neurochirurgie führte, so fleißig und interessiert zeigte, dass man mir, damals eine Rarität, sogar eine Assistentenstelle anbot, die ich aber ausschlug.

Ungeniert erlaube ich mir vor meinen Lesern noch ein weiteres Geständnis. Über meine Abneigung gegenüber dem chirurgischen Fachgebiet hinaus hatte ich seit meinem Studium mindestens in gleichem Maße gegenüber den ärztlichen Vertretern dieser Branche Vorbehalte, wenn nicht gar Vorurteile. Unterkühlte Typen, die zwar mit einem Messer umgehen können, aber ansonsten wenig von darüber hinausreichenden, komplexeren Aspekten des menschlichen Organismus wissen wollen, sich gar noch als Halbgötter in Weiß apostrophieren lassen und für ihre globale Arroganz berühmt sind. Bei so viel Ressentiments nimmt es nicht wunder, dass ich bisher niemals persönlich mit Vertretern dieser Zunft zu tun hatte.

An dieser Stelle muss ich mir eingestehen, dass ich diese Jugendsünden partiell bereut habe. Denn als ich nun Jahrzehnte später anfing, mich auf meinem Abenteuerspielplatz der Plastischen und Ästhetischen Chirurgie zu tummeln, stellte ich fest, dass die Kunst dieses Fachgebiets ein großes Faszinosum auf mich ausübte, je mehr ich mich damit beschäftigte. Und darüber hinaus: Heute würde ich nur allzu gerne einmal bei einer Mammareduktion neben den Operateuren um den Operationstisch stehen, nachdem ich mittlerweile bestimmt einmal zu viel für diese OP auf einem solchen Tisch gelegen habe.

Neben meiner theoretischen Auseinandersetzung mit der Materie hieß es jetzt, als Ermittlerin tätig zu werden und am Schauplatz des Geschehens Nachforschungen durchzuführen. Was lag da näher als diejenigen zu interviewen, die bei meiner Operation beteiligt gewesen waren?

Von Professor Krayburg konnte ich mir zunächst keine weiterreichenden Informationen erwarten. Außer ihm gab es aber nach meinem Kenntnisstand drei weitere Vertreter der Abteilung, die sich direkt um meinen Busen bemüht hatten: Funktionsoberarzt Dr. Weinberger, der die Anzeichnungen angebracht hatte, Oberarzt Dr. Bauer, der mit Professor Krayburg operiert hatte, und schließlich Assistenzarzt Dr. Ito, der nachgeordnete Hakenhalter, der mehrfach Wunden und Verband kontrolliert hatte. Theoretisch stand auf dem Operationsbericht noch als Noname ein Student im Praktischen Jahr »PJ-Student 1 plast. Chirurgie«, von dem ich mir keine Informationen erwarten konnte.

Um gar nicht erst Gefahr zu laufen, bereits telefonisch im organisatorischen Labyrinth des Krankenhausalltags von einem zum anderen vertröstet oder gar von Krankenschwestern, OP-Personal und Assistenzärzten abgewimmelt zu werden, plante ich mein Vorgehen auf der Basis eines telefonischen Überraschungsangriffs.

Wer in einem derartigen Klinikum etwas, auch nur ein bisschen was, zu sagen hat, ist mit einem Mobiltelefon und eigener Nummer ausgestattet. Diese ist aber nicht jedermann zugänglich, um die Telefonbesitzer vor unerwünschten Anrufern zu schützen.

Wie manch einer unter den promovierten Medizinern bin ich ziemlich billig, das heißt über eine unambitionierte theoretische Arbeit, zu meinem Doktortitel gekommen. Damals stellte sich mir diese Strategie als eine simple Aufwand-Nutzen-Rechnung dar, da ich für meine weitere berufliche Karriere keine universitäre Laufbahn geplant hatte, für die ich eine ehrgeizigere Dissertation gebraucht hätte. Trotzdem weiß ich bis heute die Vorzüge dieses kleinen Titels zu schätzen und setze ihn an geeigneter Stelle gezielt ein. So auch hier.

Als ich nämlich in bestimmten Ton als »Frau Doktor« bei der Telefonzentrale des Klinikums anfragte, hatte ich die freundliche Vermittlung sofort davon überzeugt, dass hier keineswegs eine aufdringliche Patientin, sondern eine Vertreterin der Ärzteschaft dringend einen Kollegen des Klinikums erreichen musste. Flugs verfügte ich also über die Direktdurchwahl zu meinen Interviewpartnern.

Ich startete meine investigative Recherche mit dem jungen Funktionsoberarzt Dr. Weinberger.

Zur Erinnerung: Dieser stellte sich 20 Minuten vor dem vorgesehenen Operationsbeginn als Mitoperateur von Professor Krayburg vor, um mir in Windeseile meinen Oberkörper und Busen mit einem Zentimetermaß zu vermessen und mit grüner Farbe Linien und Zahlen darauf zu malen. Seitdem hatte ich nichts mehr von ihm gesehen. Auch im Operationsbericht wurde er nicht erwähnt. Gleich hatte ich ihn am Telefon. Er erinnerte sich sogar an mich und hatte sofort Zeit für ein Gespräch.

»Können Sie mir etwas über meine Operation im April erzählen?«

Dr. Weinberger zeigte sich hilfsbereit und bemüht.

»Über die Operation kann ich Ihnen nichts erzählen. Ich war nicht dabei. Kurz vor der Operation wurde umgestellt. Ich habe nebenan operiert.«

Ich fragte weiter, äußerte mein Erstaunen, wie das denn möglich sei, ein fliegender Wechsel direkt vor der Operation.

»Das kommt vor. Bei Ihrer Operation wurde schon vorher mehrfach umgestellt. Sollten Sie nicht von PD Dr. Eibner operiert werden?«

Bereitwillig erzählte ich von dem Operationsbericht, dem nicht zufriedenstellenden Operationsergebnis, meinem Besuch bei Vallecca. Eingedenk der Schimpftirade, mit der Oberarzt Dr. Franz Bauer vor meinen erstaunten Ohren im Sekretariat über seinen Chef hergezogen war, fragte ich:

»Haben sich Professor Krayburg und sein Oberarzt Bauer vielleicht während meiner Operation gestritten?«

»Aber nein, so etwas gibt es bei uns überhaupt nicht!« Der Ton seiner Stimme klang nach tiefster Entrüstung.

»Ich kann Ihnen darüber nicht mehr erzählen. Rufen Sie mich doch in einigen Tagen an, ich werde mich erkundigen.«

Sehr merkwürdig.

Ich konnte mir keinen vernünftigen Grund dafür vorstellen, wenige Minuten vor der Operation die vorgesehenen Operateure auszutauschen. Irgendetwas war hier nicht glatt gelaufen.

Bei meinen Lesern mag der Eindruck entstehen, dass ich mir aus Langeweile und einem Übermaß an Zeit den Busen zum neuen Hobby gemacht hatte, um mich in meinen zahlreichen Mußestunden auf dem neuen »Abenteuerspielplatz Plastische Chirurgie« tummeln zu können.

Das täuscht, denn wie immer war ich in meiner Praxis mehr als ausgelastet. Somit musste ich mich zwei Tage gedulden, bis es mir wieder möglich war, meine Erkundigungen fortzusetzen.

Der nun folgende Vormittag sollte spannend werden. Dieses Mal hatte ich Oberarzt Dr. Franz Bauer auf meine Agenda gesetzt.

Zur Erinnerung: Im Klinikum bekannt als erfahrener Brustoperateur, von Professor Krayburg bei der Vorbesprechung als Mitoperateur angekündigt, mir von der Chefsekretärin Bella Hecht wärmstens empfohlen, last but not least derjenige, dessen Schimpfkanonade gegenüber seinem Chef mich in höchstem Maße überrascht hatte.

Unter der Telefonnummer von Bauer meldete sich ein OP-Pfleger, bei dem ich mich mit Namen und Doktortitel in professionellem Tonfall vorstellte.

»Der ist noch am Tisch. Rufen Sie in 20 Minuten wieder an.«

Prima. Mein Konzept erwies sich also auch hier als geeignet.

Mein Terminkalender erlaubte es, mich tatsächlich nach Ablauf dieser Frist zu melden. Selbstverständlich erkundigte ich mich höflich, ob dem Oberarzt dieser Zeitpunkt für ein, wenn auch kurzes, Telefonat passen könnte, schließlich kam er direkt vom Operationstisch.

»Aber gewiss, selbstverständlich habe ich für Sie Zeit.«

Auch er war sofort informiert, um wen es sich bei mir handelte, war zuvorkommend und freundlich.

»Können Sie mir etwas über meine Operation im April erzählen?«

An dieser Stelle holte OA Dr. Bauer tief Luft und setzte zu einer bestimmt 15-minütigen Rede an. Ähnlich wie damals im

Sekretariat ein hektischer Wortschwall in bayerischem Dialekt, unterbrochen von vereinzelten Anmerkungen und Einwürfen meinerseits.

»Da kann ich Ihnen leider gar nichts erzählen. Ich war bei dieser Operation nicht dabei. Damit habe ich nichts zu tun ...« Ich wies auf den Operationsbericht hin, in dem er unübersehbar als zweiter Operateur neben seinem Chef stehen würde, dass dieser ihn ja bereits bei der Vorbesprechung als Mitoperateur angekündigt habe und er schließlich bei der Besprechung Ende Juni mir als zweiter Operateur von Professor Krayburg vorgestellt worden sei.

»Das ist ein Missverständnis. Wissen Sie, auf den Operationsberichten werden von den Sekretärinnen die Namen aus dem Operationsplan übernommen. Ihre Operation wurde mehrfach umgestellt. Mehr kann ich Ihnen dazu leider nicht sagen.«

Ich ließ nicht locker und berichtete meinerseits von meinem Besuch bei Professor Vallecca und betonte:

»Über Sie, Herr Bauer, habe ich von allen Seiten nur Gutes gehört. Frau Hecht, Herr Weinberger und sogar Professor Vallecca halten Sie für einen guten Brustoperateur.«

An dieser Stelle geriet Oberarzt Bauer erst recht in Rage, wurde immer erregter und beteuerte schließlich in barschem Ton:

»Ich sage Ihnen doch, mit dieser Operation habe ich gar nichts, gar nichts zu tun. Leider kann ich Ihnen nichts erzählen.«

Mit diesen Beteuerungen ging das Gespräch zu Ende. Und auch Oberarzt Dr. Bauer verabschiedete sich mit den Worten:

»Ich werde mich umhören. Rufen Sie mich übermorgen wieder an.«

Sehr, sehr merkwürdig.

Bereits der zweite Operateur, der für die Operation zumindest eingeteilt gewesen sein sollte, aber beteuerte, mit dieser nichts, ja sogar gar nichts zu tun gehabt zu haben. Sollte sich Professor Krayburg so getäuscht haben? War der Operationsbericht fehlerhaft? Hatte Oberarzt Bauer wirklich nicht an der Operation teilgenommen? Und schon der zweite Vertreter der Abteilung für Plastische Chirurgie, der sich trotz zweifellos übervoller To-do-Liste bereit erklärte, für mich Erkundigungen einzuholen.

Nun musste ich erst einmal eine Runde arbeiten. Der Patient, der vor mir saß und seine depressive Symptomatik schilderte, dürfte nicht allzu viel von mir gehabt haben, so ratterte es in meinem Kopf. Nach langjähriger Tätigkeit in meiner Profession und gewisser Fähigkeit zu Multithinking kann ich die berechtigte Hoffnung hegen, dass dieser Patient dennoch auch von diesem Termin seinen Nutzen hatte.

Kaum war die Tür hinter ihm ins Schloss gefallen, schnappte ich mir erneut das Telefon. Jetzt war der Assistent Dr. Ito an der Reihe.

Zur Erinnerung: Dr. Ito leistete bei der Operation nur Hilfsdienste und konnte sich als Anfänger schon freuen, überhaupt einer Operation des Ordinarius beiwohnen und Haken halten zu dürfen. Gerade von ihm hatte ich das Stichwort Dog-Ear erfahren. Dennoch erwartete ich mir von seiner Aussage nicht allzu viel. Trotzdem, um meine Recherche mit angemessener Systematik zu komplettieren, sollte auch er von mir interviewt werden.

Dr. Ito hatte als kleiner Assi natürlich kein eigenes Kliniktelefon. Das Glück war aber auf meiner Seite. Mitten am Vormittag erwischte ich ihn im Arztzimmer der Station. Obwohl überrascht, von mir angerufen zu werden, stand auch er sofort zur Verfügung.

»Hallo, wie geht's?«

»Können Sie mir etwas über meine Operation im April erzählen?«

»Was wollen Sie wissen?«

»War Oberarzt Dr. Bauer bei meiner Operation dabei?«

Ohne einen Augenblick des Zögerns antwortete Ito:

»Natürlich war Herr Bauer dabei.«

Ich glaubte meinen Ohren nicht zu trauen.

»Sind Sie wirklich sicher, ganz sicher, dass Bauer persönlich dabei war?«

»Aber gewiss, ich bin ein junger Assistent. Ich habe noch nicht viele Operationen erlebt. Ich weiß genau, bei welcher Operation ich dabei war und wer operiert hat.«

Ich war so verdutzt, dass ich dem kleinen Dr. Ito wohl noch einige Male diese Frage stellte, um immer wieder aufs Neue von ihm dieselbe Antwort zu erhalten. Leider war ich gleichzeitig so überrumpelt, dass ich versäumte, nach den weiteren Details der Operation zu fragen. Ich verabschiedete mich von ihm und beeilte mich, meine nächste Patientin zu empfangen.

Zu unserer beider Glück war diese schon im fortgeschrittenen Stadium ihrer Behandlung und damit in der Lage, nicht nur zu erzählen, sondern mir einen Teil meiner Arbeit abnehmen zu können, nämlich sich selbst zu hinterfragen und zu analysieren, sodass mir für meine eigenen Überlegungen ausreichend Zeit blieb. Trotzdem bemühte ich auch hier meine gesamte Konzentrationsfähigkeit, sodass die Patientin sich schließlich am Ende der Stunde für meine verständnisvolle Aufmerksamkeit bedankte.

Noch war es nicht Mittag. In meinem Büro blinkte der Anrufbeantworter. Also eine neue Nachricht. Ich drückte auf die Taste und hörte:

»Hier ist Dr. Ito, Abteilung für Plastische Chirurgie. Herr Oberarzt Dr. Bauer lässt ausrichten, er könne sich jetzt erinnern. Er sei doch bei der Operation dabei gewesen.«

Mein Abenteuerspielplatz hatte eine weitere Dimension bekommen. Nach dem Ergebnis dieser Ermittlungen fand ich mich nun auch in der Rolle einer Kriminalkommissarin wieder. Auf der Suche nach weiteren Indizien schnüffelte ich nun auch wie ein ausgebildeter Polizeihund auf den vielfältigen Spuren, die Internet und Websites zu bieten haben.

Krayburg, Bauer, Brustoperationen. Da gab es noch so manches zu entdecken. Überall eröffneten sich mir spannende Details. Siehe da: Oberarzt Dr. Franz Bauer hatte in seiner, auch bei ihm zahlreiche Jahre zurückliegenden Jugend, als Assistenzarzt bei Professor Vallecca die Kunst der Brustoperationen lernen dürfen.

Kein Wunder also, dass der Busenpapst sein Befremden darüber zum Ausdruck gebracht hatte, dass mein Busen so offensichtlich missglückt war, obwohl sein einstiger Schüler Franz Bauer auf dem Operationsbericht als Mitoperateur gelistet war.

Kein Wunder ebenfalls, dass Bauer in Panik geriet, als er von mir hören musste, dass ich seinem ehemaligen Chef und Lehrherrn dieses Operationsergebnis als ein Werkstück vorgeführt hatte, das zumindest unter seiner Mitarbeit entstanden war.

Schließlich kam mir einige Wochen später die Geschwätzigkeit von Bauer zu Hilfe. Wieder einmal saß ich im Wartebereich des Klinikums. Oberarzt Dr. Franz Bauer kam des Weges. Wie auch zukünftig in ähnlicher Weise ließ ihn mein Anblick verlegen werden und erröten. Ohne den Schritt zu verlangsamen und ohne mir in die Augen zu schauen, rief er mir im Vorbeigehen zu:

»Als ich kam, war schon alles gelaufen!«

Seit Schillers »Kraniche des Ibykus« wissen wir, dass Täter, einem unbewussten Zwang folgend, sich häufig selbst verraten.

Mir hat die mosaikähnliche Kombination der Zusammenhänge aus Geschehnissen, Fakten und Andeutungen einiges Kopfzerbrechen bereitet. Für die komplette Rekonstruktion brauchte ich einige Wochen.

Meinen geschätzten Lesern kann ich schon jetzt die weiteren Einzelheiten meines Kriminalabenteuers im Kapitel »Referat für den Herrn Professor« versprechen. Bis dahin gibt es aber noch Spannendes zu lesen.

Auftakt zur nächsten Runde

Mit dem Busen, mit dem ich aus der ersten Operationsrunde herausgegangen war, konnte ich mich unmöglich zufrieden geben. Nun galt es, einen neuen Operateur zu finden.

Nach meinen Vorerfahrungen und den klaren Worten von Professor Vallecca musste ich die Option einer Reoperation durch Professor Krayburg ausschließen.Selbst wenn der Professor diese Operation beherrscht hätte, wäre mein Vertrauen zu ihm grundsätzlich erschüttert gewesen. Professor Vallecca kam aus verschiedenen Gründen nicht infrage. Die Möglichkeit, meiner Patientin im OP oder nur der Klinik zu begegnen, wäre bekanntlich mit meiner Rolle als Psychiaterin und Psychoanalytikerin nicht zu vereinbaren gewesen.

Ob mich Professor Krayburg aus dem Honorarvertrag entlassen hätte, schien mir fraglich. Vielleicht hätte ich mit ihm darüber verhandeln können. Nach der weiteren Entwicklung kann ich wohl ausschließen, dass ich damals eine Chance ungenutzt gelassen habe. Denn der Ordinarius zeigte sich später in keiner Weise einsichtsbereit und großzügig. Selbstverständlich spielten auch monetäre Aspekte eine Rolle. Während ich bei Professor Krayburg eine Honorarvereinbarung für einen »Ausbildungsfall« hatte, wäre mir vom Busenexperten Vallecca die Operation zu einem deutlich höheren Preis in Rechnung gestellt worden.

Ohnehin wollte ich dem freundlichen Dr. Weinberger von dem Ergebnis meiner Telefonrecherche berichten. Jetzt zeigte er sich als informiert.

»Ich habe inzwischen von der Geschichte gehört.«

Von Weinberger bekam ich den Hinweis, dass in der Abteilung neben Oberarzt Bauer auch der Oberarzt Eibner als Experte für Brustoperationen galt.

»Operationserfahrung im bestimmt dreistelligen Bereich.«

Immer, wenn ich vermitteln möchte, dass mir mein Anliegen sehr, sehr wichtig ist, pflege ich die Fantasie meines Gegenübers auf Ehepartner und engste Familienmitglieder zu richten.

»Wenn es sich um Ihre Frau oder Freundin handeln würde, Herr Weinberger, wen würden Sie als Operateur wählen?«

»Beide sind gleich gut. Aber ganz unterschiedliche Typen. Schauen Sie sich beide an.«

Diese knappe Charakterisierung stellte sich im weiteren Verlauf als überaus zutreffend heraus.

Aus meinen eigenen Klinikzeiten waren mir als zuverlässige Informationsquelle die erfahrenen Stationsschwestern und Sekretärinnen geläufig. Während man als Kollege seitens der Ärzteschaft fürchten musste, in dem ubiquitären Gerangel nicht immer nur die beste oder auch nur eine richtige Information zu erhalten, standen diese Damen in einer Außenposition und erwiesen sich oft als hoch qualifizierte und vor allem ehrliche Beraterinnen. So habe ich mir als Anfängerin gerne von netten Stationsschwestern die passende Dosierung eines Medikaments zuflüstern lassen, die mir ein ärztlicher Kollege vielleicht nur ungern, gegebenenfalls kommentiert mit einer spitzen Bemerkung, verraten hätte. Schlimmer noch wäre zu befürchten gewesen, dass man bei passender Gelegenheit die Chance genutzt hätte, dem Oberarzt en passant mein Defizit in der Psychopharmakotherapie unter die Nase zu reiben.

Bella Hecht aus dem Chefsekretariat hatte sich seit Beginn für mein und meines Busens Schicksal interessiert.

»Eibner? Das ist eine gute Idee. Er hat mit seinem Assistenten Dr. Zanella sehr schöne Operationsergebnisse.«

Unvorstellbar, mich nochmals Oberarzt Franz Bauer anzuvertrauen, sollte er auch noch so gut operieren. Die Verantwortungslosigkeit, mit der er mich vermutlich leichten

Herzens benutzt hatte, um seinem Vorgesetzten eins auszuwischen und auf diese Weise zu demonstrieren, wer der Chef über die Brustoperationen war, bedeutete einen basalen Verstoß gegenüber ärztlicher Verpflichtung und Menschlichkeit.

So vereinbarte ich einen Termin im Rahmen der Sprechstunde von Oberarzt Privatdozent Dr. med. Dirk Eibner. Was konnte ich verlieren?

Bis dahin ging ich in meine Sommerpause, die mein Mann und ich wie immer in unserem Refugium zwischen Kühen und Pferden verbrachten.

Dort lebt Kater Mäxchen. Wir haben eine liebevolle Wochenendbeziehung. Nach meiner Operation hatte Mäxchen keine Einwände gegen das OP-Ergebnis, konnte er doch wie immer seinen Kopf an meinen immer noch vollen Busen betten, um sich von mir behaglich den Bauch kraulen zu lassen. Mäxchen ist ein Landkater in seinen besten Jahren. Keine Schönheit, aber eine stattliche Erscheinung. Leider hat er ein richtiges Doppelkinn. Nach meinen Studien im Fachgebiet Plastische Chirurgie erzählte ich ihm von Brasilien, wo in der Heimat des berühmten Plastischen Chirurgen Ivo Pitanguy sogar Hunde operiert werden. Tausende sollen jährlich von ihren eitlen Besitzern eine Schönheitsoperation spendiert bekommen. Ich erinnerte mich an die Worte von Herrn Professor Krayburg:

»Mäxchen, da könnte man doch etwas verbessern. Wäre es nicht schade …? Überleg es dir doch einmal.«

Als ich ihm an seinem Kinn die Möglichkeiten des bewährten T-Schnitts demonstrieren wollte, wischte er mir mit ausgefahrenen Krallen kräftig über die Hand, um mir dann für den Rest des Tages aus dem Weg zu gehen.

Wie schon in den vergangenen Jahren unternahmen wir zwischendurch einen Abstecher nach Bayern zu Axel und Michi. Seit der Operation hatte ich nur flüchtig mit Axel gesprochen.

»Hauptsache, du hast die Narkose ohne Zwischenfall überstanden«, freute er sich.

»Ich werde dir alles Weitere bei unserem nächsten Treffen erzählen«, kündigte ich an.

Gerade vor Axel, der mich zuvor mit seinen Mahnungen überschüttet hatte, war mir der bisherige Ausgang meines Busenabenteuers unangenehm und ich schob meine Offenbarungen gerne vor mir her. Als wir nach einem Konzert in Salzburg bereits den zweiten Abend zusammensaßen, gab es keinen Grund mehr für Ausflüchte. Mein Mann, der bekanntlich die Story nicht mehr hören konnte, hatte sich diskret in die Küche zurückgezogen. Ich erzählte meine bisherige Odyssee und stieß bei meinen beiden Zuhörern auf Fassungslosigkeit.

»Du weißt, es gibt am menschlichen Körper manches, was mich mehr interessiert als die weibliche Brust, aber ich habe mich schon gewundert«, bekannte Axel.

Trotz meiner wieder geschickt gewählten Camouflage in Schwarz für den Abend und lockeren Hemdchen am Tag war ihm also die ausgebliebene Metamorphose meines Busens nicht unverborgen geblieben.

»Ich habe zigtausende Operationen erlebt. Die besten Operateure sind nicht notwendigerweise die Lehrstuhlinhaber und Klinikdirektoren.«

Auch für den Termin bei Oberarzt Privatdozent Dr. Dirk Eibner hatte ich mich, inzwischen routiniert, gut präpariert.

Dank meiner Internetrecherchen wusste ich, dass er Mitte 40 war und in seiner beruflichen Vita vielfältige Ausbildungen an Universitätskliniken absolviert hatte, sogar in Rio de Janeiro, der Hochburg der Plastischen Chirurgie, in den Kliniken von Ivo Pitanguy hospitiert hatte und auf Erfahrungen in Indien zurückblicken konnte. Damit musste er ausreichend Flexibilität und Abenteuerlust haben, denn beide Qualitäten konnte er für die Revision meines nun zweimal voroperierten Busens brauchen. Außerdem wies er sich mit Veröffentlichungen in allen Winkeln von Google als neugieriger Wissenschaftler aus. Kaum ein Kongress der Plastischen Chirurgie, auf dem man ihn nicht antreffen konnte.

Kurz war ich irritiert, als mich PD Dr. Dirk Eibner begrüßte. Hier stand ein Mann vor mir, der um etliche Jahre älter wirkte als sein Geburtsjahr erwarten ließ, mit irgendwie braunen, verstrubbelten Haaren und von selbstverständlicher, uneitler Normalität. Ungewöhnlich in der Welt der Plastischen Chirurgie und Ästhetischen Medizin, durchaus sympathisch. Einer, der wenigstens schon gelebt hatte? Hoffentlich nicht nur in Operationssälen und Forschungslaboren.

Eibner kam in Begleitung seines Lieblingsassistenten Dr. Nello Zanella, einem Italiener von typisch mediterranem Äußeren. So wie ich mich über Eibner informiert hatte, dürfte auch er vorbereitet in das Gespräch gegangen sein. Schließlich handelte es sich bei mir in verschiedener Hinsicht um einen Problemfall. Abgesehen vom grundsätzlichen Nutzen des Vier-Augen-Prinzips konnte die Anwesenheit eines Dritten auch hilfreich sein, um sich gegenüber potentiellen Unterstellungen einer schwierigen Patientin schon einmal im Voraus zu wappnen. Anscheinend hinterließ ich einen vertrauenswürdigen Eindruck. Zukünftig erschien er immer allein.

Inzwischen geübt, referierte ich wieder einmal möglichst konzentriert meine Busenhistorie, beginnend mit meiner genetischen Vorbelastung bis zu dem gegenwärtigen Stand meines Busens, legte den Operationsbericht und die Fotoserie vor, hin und wieder unterbrochen von Eibners Zwischenfragen.

Wenn ich an das Meeting mit Professor Krayburg und Oberarzt Bauer denke, dann herrschte zwischen Eibner und seinem Assistenten eine deutlich andere, nämlich freundliche und kollegiale Atmosphäre. Die beiden verstanden sich. Ab und zu schauten sie sich an, machten untereinander eine leise Anmerkung. Ich hatte den Eindruck, dass bis dato die Einzelheiten meiner Skandalgeschichte noch nicht zu ihren Ohren gedrungen waren.

»Das ist nichts«, kommentierte Eibner leise seinem Assistenten das Reduktionsvolumen meiner Brust, das im OP-Bericht mit 250 Gramm pro Seite dokumentiert war. Als Profi ließ er sich mir gegenüber zu keinem Kommentar hinreißen.

Man nahm sich mit nahezu einer Stunde viel Zeit und ich erlebte den Unterschied zu dem vergleichbaren Gespräch bei Professor Krayburg. PD Dr. Eibner stellte die wichtigen und damit richtigen Fragen, zum Beispiel nach Gewichtsschwankungen, Geburten, Klimakterium, Hormoneinnahme, mit denen er sich anders als ehedem sein Chef als routinierter Experte auswies.

Als nächstes war die visuelle Befunderhebung dran. Der Untersuchungstermin wurde in der Allgemeinambulanz der Abteilung durchgeführt. Während es sich meine beiden Untersucher auf Stühlen bequem gemacht hatten, hatte man mich gegenüber auf einer Untersuchungsliege platziert, auf der ich das Gespräch mehr hängend als sitzend verbrachte.

Hier, im Abstand von weniger als einem Meter, durfte ich mich unter den Augen der beiden entkleiden. Ein Untersuchungsszenario, das in seiner Art eine ähnliche Zumutung darstellte wie die Stripteaselounge von Professor Krayburg.

Der entscheidende Unterschied lag jedoch im Atmosphärischen. Die nüchterne Krankenhausumgebung, die diese Räumlichkeiten prägte, ließ keinen Zweifel aufkommen, dass hier ausschließlich medizinische Notwendigkeiten das zweifelsohne wenig komfortable und patientengerechte Ambiente bestimmten.

Nach der Vorgeschichte und der Inspektion der gegenwärtigen Situation ging es nun um die mögliche gemeinsame Zukunft, also die Operation. Wieder einmal hieß es:

»Was wollen Sie?«

Und wieder listete ich Stichworte wie kleiner Busen, Jane Birkin, »kleines C-, großes B-Körbchen«, passende Proportionen, und, und, und … auf. Da infolge der Krayburg-Operation mein Busen teilweise zur Seite abgerutscht war, ich erwähnte schon meine sanduhrförmige Silhouette, ergänzte ich den Katalog mit dem dringenden Wunsch, wieder ein glattes seitliches Profil zu erhalten, eine Brust also, die am Rumpf nicht breiter als meine Taille war und nicht wie aktuell in ihrer Ausdehnung rechts und links sogar über meine Hüften hinauswaberte.

PD Dr. Eibner wies mich auf die umfassende Liste möglicher Risiken und Komplikationen hin. Ich stellte klar, dass ich mir deren wie auch der Grenzen einer nun dritten Operation bewusst war. Insbesondere betonte er, dass der Preis für eine deutliche Verminderung der ausladenden Seitenpartien eine Narbe bis in den Rücken bedeuten würde.

»Egal«, sagte ich, »Ich trage kein Spaghettiträgerhemdchen und kein rückenfreies Abendkleid.« Vor allem:

»Ich habe keine Alternative. So wie es ist, kann es nicht bleiben.«

Beide waren wir wahrscheinlich bemüht, uns von unserer besten Seite zu präsentieren und einen guten Eindruck zu hinterlassen. Ich brauchte ihn und seine Erfahrung als Operateur. Er konnte in mir eine operationstechnische Herausforderung erwarten, die sich von den üblichen Brustverkleinerungs-OPs unterschied, deren Klientel im Querschnitt Patientinnen von Mitte bis Ende Dreißig waren. Mehr noch: Mit einer Erstoperation im Alter von 19 Jahren und der anstehenden zweiten Reoperation stellte ich vermutlich eine plastisch-chirurgische Rarität dar.

Realistisch betrachtet hatte ich keine andere Möglichkeit. Gleichwohl war ich im Verlauf dieser Besprechung zu der Überzeugung gekommen, mit PD Dr. Dirk Eibner eine gute Wahl zu treffen.

»Würden Sie mich operieren?«, fragte ich.

»Ja«, sagte Eibner.

Mir gefiel seine nüchterne Art und rasche Entschlossenheit.

Nachträglich muss ich mich wundern, wie er ohne Zögern und Zaudern diesen Job angenommen hatte, der auch für ihn mit zahlreichen Risiken behaftet war. Neben dem gewissen Vabanquespiel, als Operateur zwar das bestmögliche, aber aufgrund der verkorksten Ausgangslage nicht unbedingt ein wirklich gutes Ergebnis erzielen zu können oder gar erhebliche Komplikationen auszulösen, begab er sich mit dieser Mission in Gefahr, bei seinem Chef in einige Fettnäpfchen zu treten. War er mutig oder zu wenig problembewusst?

Nun stellte sich nur noch die Frage, ob Herr Professor Krayburg dieser Umbesetzung zustimmen würde. Dafür vereinbarte ich einen persönlichen Besprechungstermin.

Bei diesem zehnminütigen Date war von dem Charme des chirurgischen Grandseigneur nicht mehr viel zu spüren. Lange schaute er in die Karteikarte. Konnte er sich überhaupt noch an mich erinnern? Wieder kein Wort des Bedauerns oder einer Entschuldigung. Ich ließ mir von ihm nochmals versichern, dass für diese Wiederholungsoperation keine weiteren Kosten anfallen würden.

»Auf Kulanzbasis. Sie wissen, dass Sie die Anästhesie und den stationären Aufenthalt zahlen müssen«, erklärte der Professor und in dem mir inzwischen wohl bekannten, anklagend-anschuldigenden Ton:

»Ich hoffe, dass Sie diesmal zufrieden sein werden.«

Ich erwiderte:

»Ich hoffe auf ein zufriedenstellendes Operationsergebnis.«

Bei der Verabschiedung interessierte sich Professor Krayburg für den Beruf meines Mannes. Ich konnte ihn beruhigen:

»Er ist kein Mediziner.«

Schon die Türklinke in der Hand erwähnte der Professor, ähnlich wie vor zwei Monaten, beiläufig:

»Übrigens, zu uns kommen die Patienten von Vallecca zur Reoperation.«

Ich berichtete meinem zukünftigen Operateur Eibner über den Zuschlag, den ich von seinem Vorgesetzten bekommen hatte, und betonte:

»Selbstverständlich können Sie entscheiden, mit wem Sie operieren wollen. Aber bitte nicht mit Professor Krayburg.«

Einige Tage später rief mich Axel an. Er kam gerade aus Berlin vom Jahreskongress der DGAI, der »Deutschen Gesellschaft für Anästhesiologie und Intensivmedizin«.

»Ich habe einen Kollegen aus alten Zeiten getroffen, der im Klinikum deines Professors arbeitet, und habe ihn für dich interviewt. Der hat zu mir gesagt:

›Axel, ich sag dir was: Meine Frau, meine Tochter, meine Mutter, keine würde ich von Professor Krayburg operieren lassen.‹«

Plastische Chirurgen auf dem Catwalk

Über spannende Spaziergänge auf den Pfaden des Internets, Wanderungen in den Welten der plastisch-chirurgischen Fachliteratur und darüber hinaus meinen Versuchen als Kriminalkommissarin erschloss ich mir mit meinem »Abenteuerspielplatz Plastische Chirurgie« noch weitere Dimensionen: Touristische Ausflüge in die Welt der Kongresse und Fortbildungsveranstaltungen der Plastischen Chirurgen.

Unter der Schirmherrschaft von Professor Vallecca war ein Kongress einberufen, der neben den vielfältigen Varianten der Plastischen Chirurgie auch einige Beiträge zur »Breast Reduction« auf dem Schedule hatte. Mein Thema!

Die mehrtägige Tagung hätte neben meinem plastisch-chirurgischen Kenntnisstand in gleichem Maße meinen Etat überfordert. Vergleichbare Veranstaltungen für Psychiater und Psychoanalytiker sind gerade teuer genug. Die Vertreter der Plastischen Chirurgie müssen für die Teilnahme an einem ihrer Kongresse selbst ähnlich tief in die Tasche greifen wie sie ihr Klientel für die Verschönerungsmaßnahmen löhnen lassen.

Indem ich an mich, meinen Busen und den Besuch in seiner Sprechstunde erinnerte, fragte ich bei Herrn Professor Vallecca an, ob ich ausnahmsweise auch eine Halbtageskarte bekommen könnte. Und siehe da: Wieder einmal zeigte sich Grandezza als eine Tugend der Souveränen und Großen dieser Welt, denn der Busenpapst ließ mir mit freundlichen Grüßen ausrichten, dass er mich gerne zu diesem Kongressabschnitt einladen möchte.

Zu einem Zeitpunkt, zu dem ich anderenfalls ins Kino aufgebrochen wäre, machte ich mich zur Wahrnehmung meiner Einladung auf. Ich hoffte auf ein spannendes Spektakel.

»Wir haben uns schon gedacht, dass Sie das sind«, empfing mich eine adrette Hostess an der Kongressregistration. Himmel, sollte sie mich an meinem Busen erkannt haben? Dabei hatte ich mich bestmöglich zurechtgemacht. In Erwartung lauter schöner Menschen, unter denen ich zumindest nicht sofort als Outsider auffallen wollte, hatte ich meine immer noch hypertrophen Brüste unter einem schwarzen Kostümjäckchen und einem Seidentuch als zusätzlichen Eyecatcher verborgen. Gerade noch konnte ich mich an die Realfaktoren erinnern, dass ich zum Ende des Kongresses wahrscheinlich die letzte Teilnehmerin war, die ihre Unterlagen in Empfang nahm …

Während hinter geschlossenen Türen schon getagt wurde, schaute ich mich zunächst in der Industrieausstellung um, die bei derartigen Kongressen üblich ist. Hier wurde dem Plastischen Chirurgen Nützliches und Neues präsentiert, zumindest das, was die medizinische Industrie dafür hält. Unter den vielen Gegenständen, die auf mich wie aus der Welt der Extraterrestrischen wirkten, zog all das meine spezielle Aufmerksamkeit an, was mit Busen in allen Größen, Brustverkleinerung oder Brustvergrößerung, verbunden war. Panzerähnliche Büstenhalter, umfassende Korsetts und schillernde Brustimplantate waren im Gegensatz zu manch einem anderen Ausstellungsstück für mich gerade noch identifizierbar. Im Vorgriff auf meine bevorstehende Reoperation ließ ich mir einige Proben einer innovativen Creme zur postoperativen Narbenpflege aushändigen.

»Alles überflüssig«, meinte später mein Zweitoperateur Dirk Eibner. »Nehmen Sie Ihre Lieblingsbodylotion und tragen Sie einen Sport-BH.«

Jetzt war ein Break und die Kongressteilnehmer strömten in die Kaffeepause. Da gab es für mich noch mehr zu sehen.

Ich kann mich dem populären Geläster nicht anschließen, dass die Vertreter der Plastischen Chirurgie und deren Begleiter, egal welchen Geschlechts, sich in ihrem Erscheinungsbild grundlegend von der Normalpopulation unterscheiden, weil sie unkritisch und inflationär mit Mang-Nasen in hyalurongepolsterten Faces und mit botoxerstarrter Mimik ausgestattet seien. Kein Zweifel, viele dürften am eigenen Leib die mannigfaltigen Möglichkeiten ihrer Branche irgendwie erprobt und genutzt haben. Der wesentliche Unterschied scheint mir eher darin zu liegen, dass man ein Bewusstsein für Harmonie und Ästhetik pflegt, das Körper und Aufmachung zu einem gesamtheitlichen Ensemble werden lässt.

Das Cordjackett als Arbeitskleidung der Psychiater ist legendär. Wenn alle Vertreter meiner Fachrichtung sich wenigstens dieses Outfit zum Maßstab machen würden. Leider schlappt auf vergleichbaren Tagungen und auch sonst im Berufsleben der »Sprechenden Medizin« manch einer herum, weiblichen wie männlichen Geschlechts, der die Haltung demonstriert, dass im Leben die inneren Werte zählen, Geist und Psyche über den Körper und banale Äußerlichkeiten siegen sollten ... Peinlich. Wo bleiben da Selbstachtung und gelebte Psychosomatik?

Kekse knabbernd flanierte ich unter den Kongressteilnehmern auf und ab. Zu meiner Freude entdeckte ich auch zwei bekannte Gesichter. Die Oberärzte meiner Abteilung für Plastische Chirurgie, PD Dr. Dirk Eibner und Dr. Franz Bauer.

Noch nie in meiner langjährigen Erfahrung mit Besuchen von medizinischen Kongressen habe ich auf einer solchen Veranstaltung einen meiner Patienten getroffen. Sollte ich dennoch einmal eine derart ungewöhnliche Begegnung haben, würde ich mich vermutlich freuen, meinen Patienten begrüßen und ein wenig mit ihm plaudern, was ihn auf den Kongress geführt habe und wie es ihm gefalle.

Ich ging auf die beiden zu und sagte: »Hallo.«

Offensichtlich hatten sie mich bereits entdeckt, denn sie schienen nicht überrascht. Oberarzt Bauers Gesicht verzog sich auch jetzt wieder zu einer gequält verlegenen Grimasse, sein Teint verfärbte sich rötlich, er blickte an mir vorbei. Einige Male noch kreuzten sich anlässlich meiner häufigen Besuche in der Abteilung für Plastische Chirurgie unsere Wege. Bauer zeigte immer wieder eine ähnliche Reaktion.

Unsere Körpersprache, ganz besonders die Reaktionen unseres vegetativen Nervensystems, entzieht sich beharrlich unserer willentlichen Steuerung. Manch ein grimassierender und fuchtelnder Politiker musste sich schon von diesem Gesetz der Physis zu seinem und seines Coachs Leidwesen geschlagen geben.

Oberarzt Eibner zeigte ebenfalls keine Zeichen von Freude, seine Patientin zu treffen. Halb abgewandt blickte er mich nur flüchtig, dafür unübersehbar ärgerlich, aus den Augenwinkeln an. Sein Blick blieb auf meinem Namensschild hängen. Nein, er hatte richtig gesehen. Ich hatte mich nicht eingeschmuggelt, sondern war eine offiziell registrierte Kongressteilnehmerin! Ohne sich auch nur um einen rudimentären Small Talk mit mir zu bemühen, setzten die Herren ihre Unterhaltung fort. Im Weiterschlendern drehte ich mich um und sah, wie die beiden mir nachschauten.

Nun kam für mich der wissenschaftliche Teil des Events. Bescheiden suchte ich mir einen freien Platz in einer der letzten Reihen. Eine Kollektion von nicht nur lokalen Größen der Plastischen Chirurgie präsentierte Beiträge zum State of the Art der Breast Reduction Surgery.

Nie zuvor hatte ich mir Gedanken über die operationstechnischen Anforderungen der Brustchirurgie gemacht. Vermutlich ging ich davon aus, dass die Brustvergrößerungsoperationen die wahre Kunstfertigkeit eines Operateurs erfordern, wenn der ersehnte Traumriesenbusen für die Auftraggeberin kreiert werden soll. Mit derselben Ahnungslosigkeit wähnte ich wohl die Brustverkleinerung als die harmlosere Variante hinsichtlich des erforderlichen Geschicks eines Operateurs. Schnippschnapp, ist nicht Wegschnippeln leichter als Neugestalten? Wenn ich die Resultate meines Umgangs mit der Gartenschere an Buchs und Kirschlorbeer betrachte, hätte ich schon lange wissen können, dass eine Mammareduktion unter den Brustoperationen die echte Herausforderung an plastisch-chirurgisches Geschick darstellt.

Was für das Publikum um mich herum alltäglich war, erweckte bei mir Grauen und Staunen. Aufgeschlitzte Brüste, auseinandergeschlagene Brustteile, daraus hervorquellende gelbe Fettmassen, die mit Haken auseinandergezerrt wurden. Brustwarzen, die an einem schmalen Lappen baumelten, sodass man fürchten musste, sie könnten gleich abreißen. Immer wieder blutrote, klaffende Schnittflächen, alles umrahmt von mintgrünen OP-Tüchern.

Derartige Bilder dürften mich als approbierte Ärztin eigentlich nicht erschrecken. Ich jedoch konnte kaum hinschauen. Ein vorsichtiger Blick in die Runde ließ mich erkennen, dass nur ich solche Schwierigkeiten hatte. Die Zuschauer um mich herum zeigten sich völlig ungerührt. Selbst ein Operateur, der mit diesem speziellen Metier nicht ausreichend vertraut ist, müsste eigentlich angesichts eines solchen Schlachtfeldes ins Schwitzen geraten, wenn nicht gar eine Panikattacke entwickeln. Nach den Einblicken dieser Stunde hätte ich Herrn Professor Krayburg seinen Misserfolg an meinem Busen fast verziehen.

Ich lernte aber noch mehr. Die Vortragenden zeigten stolz ihre Vorher-Nachher-Bilder. Aus ausgeleierten F-Cup-Brüsten wurden formschöne Designerbusen im decent chic eines »kleines C-, großes B-Körbchens« gezaubert.

Später einmal, wohl um meine Erwartungen an seine Kunstfertigkeit auf ein realistisches Maß zu begrenzen, meinte mein Reoperateur Dirk Eibner:

»Diese Nachher-Fotos waren nicht seriös. Gleich nach der Operation gemacht.«

Als Hobbyexpertin für Brustverkleinerungsoperationen, zu der ich mich der Not gehorchend weitergebildet habe, kann ich meinen wissbegierigen Lesern dazu erläutern: Im Regelfall wird bei einer Mammareduktion hinsichtlich der Höhe von Brust und Brustwarzen zunächst überkorrigiert, also zu hoch gesetzt, da auch ein operierter Busen den Gesetzen der Schwerkraft gehorchend absinkt und damit seine Form ändert.

Nebenbei ein Tipp für besonders neugierige Leser oder zur Einstimmung für zukünftige Busenoperationskolleginnen: Wer den Aufwand scheut oder wem anders als mir nicht die Möglichkeit vergönnt ist, dem multimedialen Schauspiel eines plastisch-chirurgischen Kongresses persönlich beizuwohnen, findet ein Portfolio von farbenfrohen Fotos und Abbildungen zur Brustchirurgie in dem Lehrbuch: »Plastische und Rekonstruktive Chirurgie« von C.J. Gabka / H. Bohmert (Gabka, Bohmert 2006). Für medizinisch nicht vorbelastete Betrachter ein Gruselkabinett, für dessen Besuch man gute Nerven mitbringen sollte.

Ein weiteres Spektakel aus der Welt der Plastischen Chirurgie erwartete mich einige Monate später, zu einem Zeitpunkt, als ich meine zweite Operation bereits absolviert hatte. Ich bitte also meine Leser um Verständnis, wenn ich mit einigen Beobachtungen den bisher bekannten Ereignissen schon ein wenig vorauseilen werde.

Während sich die vorangegangene Veranstaltung auf dem Level einer Champions League bewegte, handelte es sich hierbei um einen bescheideneren Event, eher ein Spiel in der zweiten Liga der Plastischen Chirurgen.

Die Abteilung für Plastische Chirurgie, die ich in allen Facetten hatte kennenlernen dürfen, organisierte eine Fortbildung für Ärzte verschiedener Fachrichtungen. Für mich fast ein Familientreffen. Außerdem: Niemals wieder würde ich in begrenzter Zeit und am selben Ort auf so viele Menschen treffen, die sich mit mehr oder weniger Erfolg um meinen Busen bemüht hatten.

Aus Gründen der Diskretion muss ich das Thema des Abends verschweigen. Für meine Zurückhaltung ebenso entscheidend ist die Tatsache, dass ich von der Materie, die dort in mehreren Einzelvorträgen abgehandelt wurde, wenig bis gar nichts verstand, mich also als plastisch-chirurgische Banausin einschlich und daher von dem wissenschaftlichen Part der Veranstaltung kaum profitierte.

Das sollte meinem Vergnügen aber keinen Abbruch tun. Wie wir wissen, spielen für die Botschaft, die kommuniziert wird, Inhalt und Wortlaut nur eine geringfügige Rolle. Viel wichtiger für Gesamteindruck und Wirkung ist neben Stimme und Sprachduktus die nonverbale Kommunikation über Körperhaltung, Mimik und Gestik.

So konnte ich mich uneingeschränkt darauf freuen, die Vertreter meiner Abteilung für Plastische Chirurgie nun auch einmal als Vortragende hinter dem Rednerpult antreffen zu können.

Sogleich lief ich Herrn Professor Krayburg in die Arme, der mich als Gastgeber charmant empfing: »Schön, Sie zu sehen«, um sogleich in routinierten Small Talk überzuwechseln. Mein zweiter Operateur OA PD Dr. Eibner zeigte sich bei der Begrüßung wie immer ein wenig spröde und wortkarg. Dann konnte ich die freundlichen Damen aus dem Sekretariat begrüßen, Frau Hecht und Frau Moldenhauser, die, im kleinen Schwarzen nett zurechtgemacht, das Servieren von Getränken und Häppchen übernommen hatten. Der junge Assistent, der mir nach der zweiten Operation misslaunig, da von seinem Oberarzt Eibner über die Dienstzeit hinaus verpflichtet, die Drainagen entfernt hatte, lächelte jetzt beim Überreichen der Fortbildungsbescheinigung.

Schon ging es los. Der kleine Dr. Ito war zum Saalordner abgestellt und trieb die Menge in den Vortragssaal. Leider war der Hausherr Professor Krayburg nur als Moderator zu erleben. Dafür hatte ich umso mehr Gelegenheit im Stillen zu monieren, dass seine sonst so korrekte Garderobe ausgerechnet heute zu wünschen übrig ließ. Die Flanellhosen, im Alltag akkurat gebügelt, waren unübersehbar zerbeult. Sollte die Gattin in Urlaub sein?

Für das Auditorium begann das Defilee mit einer Enttäuschung. Die Attraktion und das Zugpferd des Abends, ein Ordinarius von Macht und Ansehen, eine Koryphäe von Rang und Bedeutung in der Branche, der als Promi des Abends der Veranstaltung ein wenig Glanz und Glamour hätte verleihen sollen, ließ sich als ganz kurzfristig verhindert entschuldigen und hatte seine Oberärztin als Vertretung geschickt. Diese war hübsch und, soweit für mich überprüfbar, kompetent, aber eben nur die Aushilfe.

Kein seltenes Phänomen bei derartigen Treffen. Als Kongressbesucher kann man nur spekulieren, ob sich dahinter die Grippewelle, ein Todesfall, eine Intrige des Eingeladenen oder kühle Kalkulation der Veranstalter verbergen.

Ich brauchte mich nicht lange zu grämen, denn auf den Laufsteg spazierte nun programmgemäß einer meiner Bekannten: Oberarzt Dr. Franz Bauer. Kaum hätte ich ihn im legeren, entsprechend seiner bayerischen Provenienz dezent alpenländischen Janker wiedererkannt.

So wie die vorangegangene Rednerin mit ihrer Jugend und der raschen Entschlossenheit, mit der sie den Job übernommen hatte, das Publikum beeindruckte, hatte Bauer einen Joker dabei, mit dem er jeden anderen seiner Mitbewerber an diesem Abend ausstechen konnte. Er leitete nämlich seine Ausführungen mit dem Hinweis auf seine langjährige Tätigkeit in diesem Klinikum ein, die ihn durch manch eine Abteilung hatte ziehen lassen und ihm aufgrund der Vielzahl an Jahren einen Erfahrungsschatz ermöglichte, mit dem er jeden anderen der Runde toppte. Als Beleg dafür zauberte er mit jovialer Lässigkeit seinen beeindruckten Zuhörern eine Kollektion von Dias auf die Leinwand, denen jeder ansehen konnte, dass sie jahrzehntelange Patina angesetzt hatten und bereits Generationen von Studenten und Fortbildungswilligen vorgeführt worden waren.

Ich kalkulierte im Stillen, dass Bauer einer der wenigen Ärzte des Klinikums sein dürfte, der sich noch an einem unbefristeten Arbeitsvertrag erfreuen konnte, wie sie früher an Kliniken üblich gewesen und inzwischen zugunsten von befristeten Verträgen zur Rarität geworden waren. So sicher gebettet kann man sich ausruhen und sich so manches leisten.

Zu meiner Überraschung bekam ich wenige Monate später mit, dass Oberarzt Dr. Franz Bauer im fortgeschrittenen Alter um die 50 soeben über eine Habilitation zum Privatdozenten aufgestiegen war. Ein Spätentwickler? Üblicherweise wird dieser Sprung in der universitären Karriere schon im jungen Erwachsenenalter, nämlich irgendwann zwischen 30 und 40 absolviert. Wenn ich an die erheblichen Differenzen zwischen ihm und seinem Chef Professor Krayburg denke, kann ich nur sagen:

»Honi soit qui mal y pense.«

Als einer der nächsten lief Dr. Weinberger ein, der junge Funktionsoberarzt Mitte 30, gerade frisch habilitiert. Er war derjenige gewesen, der vor der ersten Operation auf meine Brust mit Filzstift gekritzelt hatte und mir später den hilfreichen Tipp mit Dirk Eibner geben konnte. So wie er an einen braven Konfirmanden erinnerte war ihm anzumerken, dass er auf dieser Bühne noch nicht die Selbstverständlichkeit eines routinierten Vortragenden hatte. Am Anfang noch etwas hölzern und holprig überzeugte er, nachdem er sein Lampenfieber unter Kontrolle gebracht hatte, mit einer sorgfältigen PowerPoint-Präsentation.

Jetzt traf einer auf dem Catwalk ein, der mir ebenfalls bereits flüchtig begegnet war. Im Rahmen meiner zweiten OP-Runde waren wir ins Gespräch gekommen, während er einige Handgriffe an mir ausgeführt hatte. Dabei hatte er sich auf dem rutschigen Parkett der Abteilung als gewandter Diplomat erwiesen. Als er damals hörte, dass bei mir eine Reoperation durch Eibner durchgeführt worden war, kommentierte er artig seinen Klinikdirektor:

»Jedem von uns misslingt einmal etwas.«

In wenigen Worten hatte ich ihn über meine Sicht der Dinge aufgeklärt, worauf er blitzartig umschwenkte und grinste:

»Ich weiß Bescheid, habe davon gehört«, bevor er mit raschem Schritt und gefolgt von seinem Assistenten, der mir im Zurückschauen wissend zulächelte, die Szene verließ.

Auch hier gelang es dem Privatdozenten, smart und stylisch, ohne Einschränkung eine bella figura zu machen. Wenig später, hieß es, sollte er jenseits des Atlantiks eine Professur antreten. Ich prophezeie ihm eine glänzende Karriere.

Nun erschien ein mir wirklich vertrautes Gesicht: PD Dr. Dirk Eibner. Ich war gespannt, meinen Reoperateur hier als den ehrgeizigen Wissenschaftler zu erleben, der er zweifelsohne war.

Zunächst erschrak ich über seinen Anblick. Das Auf und Ab seines Gewichts, vor dem Urlaub schlank bis schmächtig, nach dem Urlaub pausbäckig und rundlich, hatte ich mit Interesse und Anteilnahme verfolgt. Mehrere Monate hatte ich ihn nicht gesehen und blickte an diesem Abend auf eine abgemagerte Gestalt, die wie ein graues Gespenst auf die Bühne flatterte. Zustand nach zu häufigen Nachtdiensten im OP, langen Nächten bei den Mäusen im Labor, zu vielen Stunden vor dem PC?

Sein Lebensraum in dem Schlangenpfuhl zwischen Krayburg und Bauer dürfte alles andere als behaglich sein. Von einem Oberarzt wie Bauer, der nicht davor zurückgeschreckt war, vor den Ohren einer Patientin seinen Chef schlechtzumachen, konnte man sich unschwer ausmalen, dass dieser sich auch gegenüber seinen Kollegen nicht zimperlich zeigen könnte. Mit Zufriedenheit und Genugtuung bewertete ich im Stillen den Vortrag meines Operateurs als den besten des Abends. Abwechslungsreich gestaltet mit Fotos, Tabellen und witzigen Einlagen, routiniert und souverän präsentiert. Allerdings, nicht nur für meine in der Materie der Plastischen Chirurgie ungeübten Ohren, ein bisschen zu schnell referiert. Wie wir wissen, nehmen wir, wohin auch immer wir unsere Schritte lenken, uns und unsere Eigenarten mit. Und so eilte PD Dr. Eibner in ähnlicher Weise ein wenig getrieben durch seinen Vortrag, wie ich ihn manches Mal durch die Gänge des Klinikums hatte hasten sehen.

Darüber hinaus entdeckte ich eine weitere Seite: Unter dem Beifall des Auditoriums zeigte sich, dass sich bei dem sonst so cool auftretenden Dirk Eibner hinter habituellem Pokerface und distanzierter Unnahbarkeit auch einiges an Schüchternheit verbergen dürfte. Die Arme verkrampft über der Brust gekreuzt stand er dort ein wenig wie ein verlegener Junge in einer Haltung, vor der im Grundkurs »Körpersprache für Manager« dringend abgeraten wird, will man nicht den Eindruck von Unsicherheit vermitteln. Sympathisch, aber leider auch ein gefundenes Fressen für Neider und Rivalen.

Einer der nächsten auf dem Parcours verkörperte in manch einer Hinsicht den Kontrapunkt zu Eibner. Ein Combattant aus Professor Krayburgs früheren Zeiten, wie dieser als Klinikdirektor in eine CEO-Position aufgerückt, war aus einer Entfernung von mehreren hundert Kilometern angereist. Mitbewerber lässt man in der Regel bei derartigen Veranstaltungen nur dann auftreten, wenn der räumliche Sicherheitsabstand so groß ist, dass potentielle Patienten vor dem Weg zu ihnen zurückschrecken würden.

So wie Eibner mit Seriosität und bescheidenem Auftreten für sich gewinnen konnte, zog dieser Vortragende mit krachertem Gebaren und geradezu impertinent zur Schau getragenem Selbstbewusstsein das Publikum in seinen Bann.

»Zu mir kommen die echten Models«, war sein Beitrag zum Contest, mit dem er in den wenig glamourösen Räumlichkeiten des Klinikums unschlagbar war. Überzeugend untermauerte er diese Behauptung mit Fotos von unübersehbar anorektischen Frauen, bei denen er Maßnahmen wie Liposuktion durchführte:

»Da muss man ganz schön stochern, um etwas zu finden.«

Ungeniert schwärmte er von seinen Honoraren, die bei mehrfacher Inanspruchnahme seiner operativen Künste mit schönen Rabatten locken.

An dieser Stelle meldete sich errötend, da offensichtlich unangenehm berührt, Professor Krayburg zu Wort:

»Hm, äh, hier hören wir etwas über Geld ...«

Bevor er seinen Bedenken weiteren Ausdruck verleihen konnte, setzte der alte Kumpel und jetzige Kollege Chefarzt schon seine Ausführungen fort.

Wie meiner aufmerksamen Leserschaft inzwischen aufgefallen sein dürfte, zähle ich mich nicht zur Fangemeinde des Herrn Professor. In diesem Fall aber teilte ich uneingeschränkt seine Bedenken.

Dieser Herr, der sich auf das Feintuning der Models spezialisiert hatte, strahlte die Zufriedenheit eines Menschen aus, der es im Leben geschafft hatte, zumindest gemäß seiner Wertewelt. Die Mehrzahl derer, die sonst auf dem Catwalk dieser Veranstaltung gelaufen waren, war noch nicht an der Endstation ihrer beruflichen Wünsche angekommen. Nicht jedem, der den dornigen Weg einer universitären Karriere einschlägt, ist es vergönnt, tatsächlich die Position eines Lehrstuhlinhabers oder mindestens eine Professur zu erreichen, wenigstens als ein Chefarzt zu enden.

Wenngleich ich während meiner Facharztausbildungen an Universitätskliniken tätig war, hatte ich für mich niemals eine solche ehrgeizige Laufbahn vorgesehen. Als ich an die psychiatrische Universitätsklinik kam, hatte ich bereits meine Ausbildung in Neurologie absolviert, die in diesem Fachgebiet für alle Assistenzärzte den Engpass in ihrer psychiatrischen

Facharztausbildung darstellte. Ich brauchte somit nicht mehr das neurologische Weiterbildungsjahr und ich wollte keine wissenschaftliche Karriere einschlagen. Damit war ich nicht erpressbar und konnte aus der Perspektive einer gleichmütigen Beobachterin mit Staunen dem akademischen Rattenrennen zuschauen. Ich gehörte zum klinischen Fußvolk, das sich seine Existenzberechtigung an einer renommierten Klinik sichert, indem es fleißig praktische Stationsarbeit leistet und nur am Rande mit ein wenig wissenschaftlicher Tätigkeit den zukünftigen Professoren zuarbeitet.

Dank des gewissen Ansehens, das ich dennoch, vielleicht gerade wegen dieser Unbeschwertheit, in der Klinik genoss, belohnte man mich für die letzten Monate meiner dortigen Existenz sogar mit dem Salär einer vorübergehend vakanten C3-Professorenstelle.

Manch einen meiner ambitionierten Kollegen sah ich irgendwo auf der Wegstrecke seine Laufbahn vor dem Ziel abbrechen, aufgerieben im kompetitiven Nahkampf mit den Kollegen, gescheitert an nicht erfolgreichen, da nicht wie gewünscht ausgegangenen wissenschaftlichen Studien, nicht zuletzt gestolpert über die eigenen inneren Barrieren. Am schwersten hatten es häufig diejenigen, denen bereits dank eines berühmten Vaters der Anspruch auf einen Lehrstuhl in die Wiege gelegt worden war. Neben der Missgunst der Mitbewerber und dem besonders kritischen Blick der Chefs konnte sich der eigene Erfolgsdruck als zusätzliches Handicap erweisen.

Der Sohn eines hochgeschätzten Ordinarius versackte nach abgebrochener Habilitationsarbeit in Alkoholismus. Ein anderer Nachkomme einer medizinischen Professorendynastie gab habilitiert und dekoriert mit wissenschaftlichen Ehrungen entnervt Mitte 40 auf und zog sich auf den ruhigen Chefarztposten einer Schweizer Privatklinik zurück. Der Sohn unseres eigenen Klinikdirektors wurde zur Freude von uns Assistenzärzten leibhaftig als Türsteher eines Nachtclubs, immerhin des renommiertesten der Stadt, gesichtet.

Nicht auf dem Catwalk der Plastischen Chirurgen, eher auf der Partymeile eines Bekanntenkreises, zu dem mein Mann und ich gelegentlich eingeladen werden, traf ich Piet. Piet ist ein Schönheitschirurg vom alten Schlag. Jedem, der ihn noch nicht kennt, erzählt er von seiner Profession, obwohl er seit über 15 Jahren nicht mehr operiert. Während ich mich gerne mit ihm unterhalte, bin ich ziemlich sicher beobachten zu können, dass die Damen der Runde eher dazu neigen, einen Bogen um ihn zu machen, um nicht im Gespräch mit ihm gesehen zu werden. Schließlich könnte man als potentielle Interessentin oder gar Ex-Patientin in schlechten Ruf geraten.

So weiß ich, dass Piet auf Nasen und Faces spezialisiert war und sich noch heute rühmt, in seinen Operationen doppelt so schnell wie die Kollegen gewesen zu sein und niemals einen Prozess geführt zu haben:

»Nur zufriedene Patienten.«

So viel ungeschminkte Eitelkeit. Ich wiederum habe Piet mit der Selbstverständlichkeit beeindrucken können, mit der ich ihm irgendwann von meiner Busenoperation erzählt habe. Allerdings berichtete ich auch hier nur über das schlussendlich erfolgreiche Ergebnis, das er, soweit zwischen Büfett und Weinkühler möglich, in Augenschein nahm. Er revanchierte sich und zeigte auf sein Gesicht:

»Viele Jahre her, gut gemacht von einem Kollegen.«

Die dazugehörige Gattin ist eine klassische Grande Dame. Üblicherweise verbringt sie den Abend in eleganter Aufmachung majestätisch auf einem Sessel und hält Hof. Piet ist stolz berichten zu können, dass sie 72 Jahre ist, obwohl sie ein nahezu faltenfreies Gesicht aufweist. Vor allem beeindruckt mich ihre Nase. Keine Variante der typischen postoperativen Schönheitschirurgennasen, sondern eine Charakternase. Genau so stellte ich mir als Kind eine Hexennase vor, groß und mit Höcker, leicht nach vorne gekrümmt.

»Ich habe meiner Frau nicht die Persönlichkeit genommen.«

Ich konnte Piet nur gratulieren.

»Sie muss bald mal wieder unten etwas machen lassen«, diagnostizierte er.

Stimmt. Auch ich musste feststellen, dass sich bei der Gattin die Konturen von Kinn und Wangen diskret nach unten ausbeulten. Trotzdem: Entscheidend war die positive Gesamtwirkung, die vielleicht gerade durch die Anomalie der Nase besonders attraktiv wirkte. Kompliment!

Immer noch schwelgte er in Erinnerung an seine ehemaligen Erfolge. Unauffällig flüsterte er mir ins Ohr:

»Was ich operiert habe, hält 20 Jahre. Ich unterliege ja immer noch der Schweigepflicht, sonst könnte ich Ihnen mehr erzählen.«

Das überraschte mich nicht! Mein in dieser Hinsicht skalpellscharfer Blick registriert regelmäßig das ästhetisch überzeugende Ergebnis eines vielgestaltigen Maßnahmenbündels an der 66-jährigen Gastgeberin Helga.

(Ich darf meine interessierten Leser an das Kapitel »Frauen und Freundinnen« erinnern.)

Reoperation der Reoperation

Der Operationstermin war für die Woche vor den Weihnachtsfeiertagen vereinbart. Ich hatte keine Zweifel, dass sich PD Dirk Eibner anders als zuvor sein Chef an diese Planung halten würde. Die Abläufe waren mir bekannt. Eigentlich hätte ich mich für die nächsten drei Monate zurücklehnen können.

Jetzt, da ich meine Ermittlungen als Kriminalkommissarin erfolgreich abgeschlossen hatte, das Kriminalabenteuer beendet schien und die Zukunft meines Busens logistisch unter Kontrolle war, holte mich die jüngste Vergangenheit wieder ein.

Denn über die Ärgernisse und Anstrengungen hinaus war die erste Operation zu einem psychischen Stressor geworden. In der Sprache meiner psychiatrisch-psychotherapeutisch-psychoanalytischen Profession konnte ich eine leicht ausgeprägte depressive Symptomatik mit Grübelneigung diagnostizieren. Obwohl ich unter Heranziehung aller Fakten, Nutzung meines nüchternen Sachverstandes und sämtlicher mir zur Verfügung stehenden kognitiven Funktionen überzeugt war, ohne eigenes Verschulden zu dem unzureichenden Operationsergebnis gekommen zu sein, nagten in mir irrationale Zweifel. Ich empfand die missglückte Operation als eine Peinlichkeit, ja als eine gewisse narzisstische Kränkung.

Hatte ich mich nach der Operation doch zu viel und unbedacht bewegt?

Hatte ich zu früh mit Sport begonnen?

Hatte ich vielleicht falsche, zu wenig stützende BHs, getragen?

Hatte ich gar das Unglück mitverschuldet, weil ich acht Wochen nach der Operation einen Badeanzug trug, der die Brust nicht ausreichend stützte?

Hatte ich den Busen zu sehr gequetscht, als ich zu bald nach der OP wieder auf dem Bauch liegend schlief?

Blödsinnige Gedanken für eine approbierte Ärztin.

Trotz meines medizinischen Grundverstandes konnte ich mich ihrer nicht erwehren. Selbst ungeachtet meiner Konsultation bei Professor Vallecca, als der höchsten Instanz der Senologie, blieb ein Rest von Unsicherheit zurück.

Nagende Zweifel einer verunsicherten Patientin.

Nach diesen Erlebnissen kann ich nachempfinden, welche Gedanken und Emotionen Opfer von Gewalt und Missbrauch bewegen. Häufig können sich Menschen mit solchen Erfahrungen nicht offenbaren, weil sie wider Wissen und Verstand von dem Gefühl bestimmt werden, eben doch durch eigenes Verschulden die Misshandlungen provoziert zu haben.

In meinen vielfältigen Zweifeln wurde ich zusätzlich durch Kommentare der Ärzte bestätigt, die ich als Patientin zwischen den beiden Operationen aufsuchen musste. Zu einem Routinecheck erschien ich bei meinem Gynäkologen.

»Warum sind Sie nicht zu Vallecca gegangen?«, lautete sein kühler Kommentar zu dem Ergebnis der Krayburg-OP.

Mit: »Es kann nur besser werden«, verabschiedete er mich in die zweite Operationsrunde.

Anlässlich einer Mammografie, die mir Eibner als Vorsorgemaßnahme vor der Reoperation empfohlen hatte, hörte ich zur Wahl meines ersten Operateurs Professor Krayburg:

»Da geht man auch nicht hin! Wir haben Vallecca.«

Allerdings sprach dieser Kollege auch ein wenig pro domo, da er zu den Kooperationspartnern der Klinik gehörte, in der auch Professor Vallecca operierte.

Wäre es Herrn Professor Krayburg gelungen, mich mit seinem Gesäusel: »Ein schönes Ergebnis« einzulullen und mich damit nach Hause zu entlassen, hätte er sich damit selbst einen Bärendienst erwiesen. Denn mein Busen wäre für den Rest meiner Tage zu einer Negativpropaganda seiner Operationskünste geworden.

Bei der Internistin, die mir vor der ersten Operation diskret aber unzweifelhaft ihre Missbilligung gegenüber meinen Plänen signalisierte, tauchte ich sicherheitshalber erst wieder nach der erfolgreichen Reoperation auf, um mir ihre Kommentare zu ersparen.

Vor meiner ersten Operation war ich überzeugt gewesen, mich unter Abwägung aller Kriterien und nach bestem Wissen richtig entschieden zu haben, indem ich meine Brustverkleinerung an der renommierten Universitätsklinik von einem Ordinarius für Plastische Chirurgie durchführen lassen wollte. Dennoch konnte ich mich gegen solche diffusen Vorwürfe nicht wehren. Es blieb das Odium, in den Augen anderer zu blöde gewesen zu sein, mir den richtigen Operateur auszusuchen.

»Semper aliquid haeret« – Etwas bleibt immer hängen.

Die Operation rückte näher. Als Reoperation der Reoperation war sie eine echte Rarität. Im Jahr 2011 wurden nach Angaben der DGPRÄC von ihren Mitgliedern insgesamt circa 13 890 Mammareduktionen durchgeführt. Die wenigsten davon sind Zweitoperationen, die allerwenigsten gar eine nochmalige Wiederholung einer Zweitoperation: eine »Reoperation der Reoperation«.

Ich will meine inzwischen erfahrene Leserschaft nicht mit einer nochmaligen Litanei der Abläufe vor der Operation langweilen. Circa zwei Wochen vor dem Operationstermin sollte eine weitere Besprechung mit meinem neuen Operateur PD Dr. Eibner stattfinden. Auf meine Anfrage erfuhr ich von der Ambulanzschwester, dass dafür eine Dauer von 15 Minuten vorgesehen war. Da mir diese Zeit für meine zahlreichen Fragen knapp kalkuliert schien, fragte ich an, ob dieser Termin ausnahmsweise für 30 Minuten eingeplant werden könnte und schrieb auch an OA Eibner eine E-Mail mit dieser Bitte.

Die Ambulanzschwester wollte ihr Möglichstes tun. Von Eibner kam keine Antwort.

»Okay, wird schon in Ordnung gehen …«, dachte ich mir.

Weil dieser Termin mitten in meiner Arbeitszeit, meiner eigenen Patientensprechstunde, lag, hatte ich dringlich, bestimmt nicht unfreundlich, darum gebeten und am Tag zuvor noch einmal daran erinnert, mich bitte, wenn irgendwie möglich, einigermaßen pünktlich hineinzurufen. In Kenntnis der Verhältnisse hatte ich eine halbe Stunde Wartezeit als realistischen Zeitpuffer einkalkuliert. Bis ich schließlich mit 45-minütiger Verspätung an die Reihe kam, saß ich in der Wartezone auf glühenden Kohlen.

Zum ersten Mal in der allgemeinen Sprechstunde, nicht in der Privatambulanz des Ordinarius oder zu einem Sondertermin einbestellt, wurde ich mit der Normalität der medizinischen Versorgung konfrontiert.

Zunächst musste ich all diejenigen bedauern, die unter diesen Umständen arbeiten müssen. In gleicher Weise galt mein Bedauern den Patienten. Vor dem Tresen der Ambulanzschwester bekam ich Namen, Krankheitsbilder und vorgesehene Maßnahmen der drei Mitpatientinnen zu Ohren, die sich wie ich sitzend, stehend und wartend herumdrückten. Es ging um Brustkrebs, Bestrahlung und Termine.

Endlich bis zu Eibner vorgedrungen fand ich mich in einem Raum wieder, der durch einen Vorhang in zwei Kabinen aufgeteilt war und mir ermöglichte, akustisch an dem Gespräch einer Mitpatientin teilzuhaben. Ich hörte kaum Details, gleichwohl irritierten diese innenarchitektonischen Gegebenheiten in ihrer Art ebenso wie die Stripteaselounge des Herrn Professor.

Ich war nervös, Eibner war nervös. Der Termin dürfte kaum mehr als 15 Minuten gedauert haben.

»Sie waren auf dem Kongress?«, eröffnete mein zukünftiger

Operateur das Gespräch. Ich erklärte ihm die Hintergründe. Er schien erleichtert:

»Sehr nett von Vallecca.«

Die weitere Kommunikation beschränkte sich auf das Dringendste. Das relevanteste Operationsrisiko? Die Gefahr einer Mamillennekrose, auf mein Nachfragen in meinem Fall mit circa 15-prozentiger Wahrscheinlichkeit. Bei dieser Frage erlebte ich PD Dr. Eibner ernsthaft beunruhigt. Meine Wünsche? Ein kleiner Busen, harmonisch zu meinen Körperproportionen passend. Wieder gerade Seiten am Rumpf, also kein Souvenir mehr an die Krayburg-OP. Zur Demonstration hatte ich wieder Fotos mitgebracht ohne zu vergessen, dabei zu beteuern, dass ich mir keine Illusionen über die Möglichkeiten und Grenzen einer zweiten Reoperation bei einer 57-Jährigen machte. Mein Fazit der Aufklärung war:

»Ich gehe davon aus, dass Sie Ihr Bestmögliches tun werden.«

Mehr konnte ich nicht erwarten.

Gerade hatte ich zur nochmaligen Inspektion meinen überarbeitungsbedürftigen Busen freigelegt, da schob eine Krankenschwester die Patientin aus dem benachbarten Verschlag an mir vorüber. Der Abstand dürfte knapp einen Meter betragen haben. Ein absurdes Szenario, das auch die nur minimalsten Patientenrechte hinsichtlich Wahrung von Intimität negierte! Diese Verhältnisse stellten eine Zumutung für alle Beteiligten dar. Für Eibner schien dieses Intermezzo Ambulanzalltag zu sein. Wie die Krankenschwester fühlte auch er sich nicht bemüßigt, eine Erklärung oder gar Entschuldigung abzugeben.

»Vielleicht wird Oberarzt Bauer mit mir operieren«, erwähnte Eibner nebenbei beim Verabschieden. Ich zuckte zusammen, erklärte nach kurzem Zögern aber entschlossen:

»Okay. Hauptsache nicht noch einmal Professor Krayburg.«

Eiligen Schrittes verließ ich die Ambulanz und begegnete dem vorbeieilenden Herrn Professor.

»In 14 Tagen werde ich wieder operiert«, rief ich ihm gut gelaunt zu.

»Hoffentlich sind Sie diesmal zufrieden«, hörte ich von ihm in dem schon bekannten, vorwurfsvoll-anklagenden Ton.

Zurückgekehrt in meine eigene Sprechstunde fiel mir, die ich inzwischen fast wie ein Profi der Plastischen Chirurgie das präoperative Countdown beherrschte, ein gravierendes Versäumnis auf: Weder hatte mir PD Dr. Eibner das Aufklärungsformular zur Unterschrift vorgelegt noch hatte er mich zur Fotodokumentation geschickt. Ich rief Eibner an und sagte:

»Wir haben etwas Wichtiges vergessen.«

Das Risiko einer möglichen Mamillennekrose ging mir noch nach. Ich sah Eibners besorgte Miene vor mir. Meine Recherche ergab ein ganzes Bündel an Variationen, was da im Bereich von Brustwarze und Brustwarzenhof, dem Mamillen-Areola-Komplex (MAK), alles komplett oder auch nur teilweise nekrotisieren könnte. Zusätzlich wurde mir ein breites Spektrum an Behandlungsmaßnahmen aufgezählt.

Als harmlose Variante Tätowierungen, schon etwas problematischer die Verpflanzung von Material aus der gesunden Brustseite und schließlich als ultima ratio eine derart unappetitliche Möglichkeit, dass ich meine chirurgisch interessierten Leser bitten möchte, hoffentlich nur aus Interesse, nicht wegen Bedarfs, lieber selbst auf Recherche zu gehen. Ich kann aber auch auf das bereits im vorangegangenen Kapitel zitierte Werk von C.J. Gabka/H. Bohmert verweisen, auf Seite 191 wird diese sehr spezielle Technik diskutiert.

Mein Tag vor der Operation verlief in üblicher Routine. Bis spät in die Nacht arbeitete ich meinen Schreibtisch leer um dann mein Hab und Gut für die bevorstehende Kurzreise ins Klinikum zusammenzuraffen. Keine Zeit für letzte Bedenken. Schließlich erwartete mich nichts Neues.

Gewieft durch die Erfahrung der letzten Monate stellte ich auch hier meine Lernfähigkeit unter Beweis, indem ich mich einen Tag vor der Operation im Sekretariat bei Bella Hecht nach dem Operationsplan erkundigte.

»Sie stehen für 10.30 Uhr auf dem Plan. Operateure sind Eibner und Bauer, zusätzlich Folkert und Ito. Ich gratuliere. Dann kann es ja nur noch gut gehen!«

Die Kombination von zwei Oberärzten war nicht Routine. Mit den beiden Busencracks der Abteilung als maßgebliche Operateure hatte man mir die bestmöglichen Voraussetzungen für ein Gelingen geboten. Gleichzeitig empfand ich nach allem, was in der ersten Runde passiert war, den Gedanken, auch Oberarzt Bauer bei der Operation anwesend zu wissen, als unangenehm, sogar sehr unangenehm. Es gelang mir trotzdem, dieser Konstellation den pragmatischen Aspekt abzugewinnen und eine unemotionale, zielorientierte Perspektive einzunehmen.

Unwichtig waren die drei bis vier Stunden, die ich in der Operation, noch dazu in Narkose, verbringen würde. Wichtig würde für die weiteren Jahrzehnte meines Lebens nur noch das möglichst gute Operationsergebnis werden.

Als ich frühmorgens auf der Station ankam, verkündete man mir:

»Ihre Operation wurde umgestellt. Sie kommen schon um 8 Uhr an die Reihe.«

Wie meine mitfühlenden Leser sich vielleicht unschwer vorstellen können, war für mich »Umstellen« ähnlich wie »Abschwellen« in dieser Abteilung zu einem Reizwort geworden.

Mir blieb keine Zeit für kritische Überlegungen. Dieses Mal erschien nicht irgendjemand für die Anzeichnungen, dieses Mal kam mein angehender Operateur Dirk Eibner persönlich. Hier nahm er sich viel Zeit. Wie in der vorangegangenen Runde wurde vermessen und gerechnet, mein Oberkörper mit Linien, Punkten und Zahlen bemalt. Gut, dass ich mich nicht selbst sehen musste.

»Ich hoffe, Sie werden bei Vallecca nur Gutes über uns erzählen?«

Sein fragender Tonfall sollte beiläufig sein, hatte jedoch eher etwas Lauerndes. Um ihn nicht unnötig zu piesacken, blieb ich bei der Wahrheit:

»Ich habe keinen weiteren Besuch bei Professor Vallecca vorgesehen.«

Siehe da: PD Dr. Eibner betrachtete meinen Busen als Chance, unter den Augen des großen Bruders an Ansehen zu gewinnen. Aber cave: Er fürchtete in gleicher Weise, auch an Reputation verlieren zu können. No risk no win.

Nochmals fragte mein Operateur:

»Was wollen Sie?«

Und nochmals gab ich bekannt:

»Ich will einen kleinen Busen und wieder gerade Seiten.«

Wie geht es eigentlich einem Chirurgen vor einer schwierigen OP? War mein Operateur nervös? Hatte er Lampenfieber? Mit strubbeligen Haaren, Jeans und T-Shirt wirkte er eher wie ein Student, der gerade aus dem Bett gesprungen war, als ein gestandener Oberarzt.

»Auf jeden Fall wird das meine letzte Brustoperation werden«, hörte ich mich sagen, »vorbehaltlich natürlich einer Operation wegen Brustkrebs.«

In diesem Augenblick machte ich mir erst die Ernsthaftigkeit der Situation bewusst. Möglicherweise übertrug sich auch die Anspannung meines Operateurs auf mich. Im letzten Augenblick spürte ich nun doch eine maximale Unruhe aufsteigen. Ich dachte an Axels Warnungen hinsichtlich der Anästhesie, schlug diese auch jetzt als Kassandrarufe eines ewigen Pessimisten schnell wieder in den Wind. Entgegen seiner Drohungen sind Narkosezwischenfälle sehr, sehr selten, auch wenn tatsächlich jede Vollnarkose ein Risiko darstellt.

»Kann ich bitte ein Dormicum haben?«

»Nur, weil Sie Kollegin sind. Eigentlich dürfen wir das nicht mehr geben.«

Bereits im OP-Hemdchen eilte ich nochmals in mein Krankenzimmer, hinter mir Eibner mit meinem BH, den ich aus

Nervosität zurückgelassen hatte. Sicherlich ein komischer Anblick. Als ich kurz darauf Richtung OP gefahren wurde, war ich hellwach, als ob ich mich selbst operieren sollte.

Irgendwann wieder im Patientenzimmer und Krankenbett angekommen, konnte ich mit einem Griff an meine Brust feststellen, dass diese Operation hinsichtlich der Brustgröße geglückt war. Die Menge an Busen, die ich unter Tupfern und Verbandsmaterial ertasten konnte, war ungleich geringer als nach der ersten Operation!

Als ich am folgenden Tag nach Hause kam, erlebte ich völlig unerwartet eine große Überraschung. Auch dieses Mal konnte ich es kaum erwarten, meinen neuen Busen nun auch visuell zu begrüßen. Wie schon in der ersten Runde eilte ich zum größten Spiegel, der in unserem Haushalt zur Verfügung stand.

Niemand hatte mich gewarnt. Ich hatte mir keine Gedanken gemacht. Der Blick in den Spiegel ließ mich wie vom Blitz getroffen zusammenzucken. Keine Euphorie, keine Begeisterung, keine Freude. Ich war nicht nur überrascht. Ich war erschrocken. Der Busen, den ich dort sah, gehörte nicht zu meinem Gesicht, das mich altbekannt anschaute. Er gefiel mir gut, aber gleichzeitig war er mir irgendwie fremd. Da war eine neue Brust, vermutlich genauso, wie ich sie gewünscht hatte. Aber es war zunächst die Brust eines mir unbekannten Körpers. Nicht meines eigenen.

Mein Mann kam nach einigen Minuten, angezogen von meinem lang anhaltenden Schweigen, dazu.

»Sehr gewöhnungsbedürftig«, lautete sein Kommentar.

Zwei Tage, aber auch nicht länger, brauchte ich, bis ich mich mit dem veränderten Anblick angefreundet und mich an meine neue körperliche Identität gewöhnt hatte.

Behandelte, Patientin, Kundin ...

Die zweite Operationsrunde ist gut ausgegangen. Dieses Fazit kann ich auch zur Beruhigung meiner Leserschaft voranstellen. Es gab aber noch einige Abenteuer zu bestehen.

Im Gegensatz zu Frauen, die bereits viele Jahre ihres Erwachsenenlebens mit einer übergroßen Brust gelebt haben, waren für mich die Veränderung durch die Operation nicht so überraschend. Schließlich war zuvor ein schleichender, von mir zunächst ignorierter Prozess über bestimmt zehn Jahre abgelaufen, in dem sich mein Busen von unauffälliger Normalität zu dem verwandelt hatte, was ich dem Skalpell der Plastischen Chirurgen überantwortet hatte. Das zweitägige Erschrecken nach den ersten Blicken war vergessen und ich fühlte mich wieder in dem Körper zu Hause, mit dem ich viele Jahre vertraut gewesen war.

So wie ich vor der Operation nicht unglücklich und verzweifelt war, fühlte ich mich hinterher keineswegs euphorisch. Mein Selbstbewusstsein und weibliches Selbstwertgefühl waren nach der Operation nicht anders als zuvor. Mit Sätzen wie: »Sie haben mein Leben verändert«, wie sie manch ein Plastischer Chirurg, so auch der Direktor der Rosenparkklinik Dr. Gerhard Sattler (Sattler / Rüdiger 2008) von seinen Patienten berichtet, konnte ich meinen Operateur nicht erfreuen. Mein Leben und ich waren nicht anders als zuvor.

Aber ich freute mich und freue mich noch heute über meinen neuen Busen, der nun wieder mit den Proportionen meines sonstigen Körpers übereinstimmt. Wenn ich in den Spiegel schaue, bin ich zufrieden mit meinem Erscheinungsbild.

Wie ich hier schon einmal zitiert habe, meint die DGPRÄC zum Thema Mammareduktion sehr treffend:

»Es ist das alleinige Ziel des Eingriffs, dass Sie sich hinterher zufriedener fühlen.«

Das, nicht mehr und nicht weniger, habe ich mir durch die Operation ermöglicht.

Mein Ziel war bekanntlich ein unauffälliger Busen. Daher sollte mein frisch operierter Busen genauso wenig die Blicke meiner Mitmenschen fokussieren wie ich zuvor keine kritische Aufmerksamkeit auf ihn gerichtet haben wollte.

Also bemühte ich mich zunächst wieder um eine Camouflage. Da es Winter war, kleidete ich mich in dunkle Pullover, lässige Jacketts und darüber großzügig bemessene Schals, unter denen die Metamorphose meines Busens nur bei genauer Observierung zu entdecken gewesen wäre. Mein Modetipp an alle Frauen in einer vergleichbaren Lebenslage: Tragen Sie Tops mit groß gemustertem Design! Das lenkt von den darunter liegenden Formen, ob klein oder groß, ab. Kleiden Sie sich anders als vor der Operation, vielleicht sogar in einem für Sie unüblichen Stil! Damit wird allzu neugierigen Betrachtern der Vergleich »Vorher-Nachher« erschwert. Spätestens als es Frühling wurde, dachte ich über solche Fragen nicht mehr nach. Die entspannte Selbstverständlichkeit beim Aussuchen und Einkaufen und damit das Vergnügen dabei waren ein weiterer Erfolg.

In den ersten Wochen nach der Operation stellte sich das Ergebnis allerdings noch nicht ganz so überzeugend dar.

Während man mir bekanntlich nach der vorherigen OP von allen Seiten ein »Abschwellen« der Brust angekündigt hatte, erwähnte jetzt niemand diese Vokabel. Stattdessen schwollen einige Tagen nach der Operation die Seiten meines Busens, vor allem die Seiten meines Oberkörpers, nun wirklich in einem solchen Ausmaß an, dass ich sogar meine Oberarme nicht mehr an den Körper anlegen konnte.

Beim ersten Kontrolltermin eine Woche nach der Operation traute ich mich nicht, meinen Operateur Eibner dazu zu befragen. Welches Ergebnis auch immer diese Operation erbringen würde, ein nochmaliger Eingriff kam nicht infrage. Also beschloss ich abzuwarten und schwieg. Von Eibner kam kein Kommentar. Bevor ich trotz dieser nüchternen Betrachtungen in hysterische Verzweiflung über die Schwellungen ausbrach, nutzte ich meinen medizinischen Grundverstand und kam zu der realistischen Einschätzung, dass dieser Prozess rückläufig sein müsse. Das bestätigte sich, wenngleich erst nach einigen Wochen.

In der zweiten Runde wurde ich von meinem Operateur persönlich betreut. PD Eibner führte selbst Verbandswechsel, Wundkontrollen und Fädenziehen durch, üblicherweise Tätigkeiten für Anfänger und Hilfspersonal, und stellte mir im weiteren Verlauf sicherlich mehr Termine und Zeit zur Verfügung, als nach derartigen Operationen üblich ist. Man räumte mir privilegierte Zeiten ein, die außerhalb der üblichen Sprechstunde lagen und für mich unkompliziert wahrzunehmen waren.

Viel später erst drängte sich mir die Frage auf, ob für diesen Special Service tatsächlich nur freundliche Fürsorge ein Motiv gewesen sein könnte oder vielmehr das Bemühen, mir die Möglichkeit zu erschweren, mein exploratives Geschick in weiteren Interviews mit arglosen Mitarbeitern der Abteilung zum Einsatz zu bringen.

Dazu werden sich meine neugierigen Leser im Kapitel »Kriminalrätsel« eine eigene Meinung bilden können, da sich später zeigte, dass es auch bei dieser Operation noch einige Ungereimtheiten und Widersprüche aufzuklären galt. Zunächst einmal wusste ich diese persönliche Betreuung durch Eibner außerordentlich zu schätzen, machte diese doch meine Existenz in der Klinik angenehmer und einfacher in ihrer Logistik.

Ich unterhielt mich gerne mit meinem Operateur. Ihm dürfte ich mit meinem Wissensdrang das Leben schwer gemacht haben. Mit großer Geduld beantwortete er meine zahllosen Fragen, die ich, jedes Mal eine neue Kollektion, vorbereitet hatte.

Wie haben Sie operiert? Dos and Don'ts? Sport? Auf dem Bauch schlafen? Welcher BH? Warum Bügel-BH? Gewichtsschwankungen? Narbenpflege? Hautpflege? Karzinomrisiko? Hormone? Fast philosophisch: Ist das noch mein Busen oder eher die Bodysculpture eines plastisch-chirurgischen Künstlers? Eibner meinte, er könne seine operierten Busen an ihrer Gestalt wiedererkennen. Und, und, und …

Ein Bereich war für mich tabu, wenngleich er mich mindestens in dem Maße wie die anderen Tops interessiert hätte: Einzelheiten der Krayburg-Bauer-OP und die dazugehörigen Interna der Abteilung. Ich fragte nicht, Eibner sagte nichts.

OA Dirk Eibner war für mich janusköpfig. Manchmal saß er mit unbeweglichem Pokerface vor mir, das Kinn in der Hand, unnahbar und hinter einer Firewall scheinbar Lichtjahre entfernt, müde und angestrengt, ein Hauch von Polarluft um ihn herum. In dieser Stimmung pflegte er kaum zu reden, hörte mir zu und beantwortete knapp meine Fragen, starrte mich an. Ich fühlte mich irritiert, sein Schweigen hatte für mich etwas Manipulatives.

Gelegentlich zeigte er sich kommunikativer, erzählte von seinen Experimenten mit Mäusen und von anderen wissenschaftlichen Studien. Entspannt, lächelnd und plötzlich sehr beredt lernte ich ihn kennen, als er ausnahmsweise auf seine Töchter zu sprechen kam.

Während meine Branche der Psychosomatik, Psychiatrie, Psychotherapie und Psychoanalyse als »Sprechende Medizin« ihre Aufgabe und Existenzberechtigung im Gespräch mit ihren Patienten sieht, dürften die Vertreter der Chirurgie und anderer operativer Fächer ihre Tätigkeit im Großen und Ganzen als begrenzt auf die zwei Quadratmeter des Operationstisches betrachten. Alles andere ist überflüssiges Rankenwerk. Durchaus eine Perspektive. Hätte mein Plastischer Chirurg kein Wort mit mir gesprochen, hätte das am Operationsergebnis nichts geändert.

Im Verlauf meines Lebens habe ich irgendwann, irgendwie und irgendwo mit Kollegen vieler medizinischer Fachgruppen zu tun gehabt. Über mein Studium hinaus noch nie mit einem Chirurgen. Zufall? Wohl kaum. Ebenso habe ich wenig Zweifel, dass, so wie ich bekanntlich den Chirurgen mit umfassenden Ressentiments entgegentrat, derartige Vorbehalte auch bei diesen gegenüber meiner Fachgruppe vorhanden sein dürften und möglicherweise ebenso im Kopf meines Operateurs herumgeisterten.

Tausende von Operationen durchgeführt, Tausende von Patienten sogar in deren entlegensten Körperregionen bearbeitet, nie dabei eine Psyche gefunden. Da können sich einem erfahrenen Chirurgen schon berechtigte Zweifel aufdrängen …

Somit kämpfte ich während meines Busenabenteuers auch gegen meine persönliche Befürchtung an, von meinen Operateuren als »Psychotante« nicht so recht ernst genommen zu werden. Durch meine Erfahrungen aus der ersten Operationsrunde fand ich mich in dieser Sorge bestätigt.

Das ist nicht nur mein persönlicher Spleen. Die Repräsentanten meiner Berufsgruppe, die sich mit dem diffusen Sektor der Psyche beschäftigen, werden von ihren Medizinerkollegen häufig nicht so ganz als richtige Ärzte wahrgenommen. Es herrscht eine globale Begriffsverwirrung zwischen Psychiater, Psychotherapeut, Psychoanalytiker und Diplom-Psychologe. Die Mehrzahl von ihnen hält mich für eine »Psychologin«. Für manch einen der ärztlichen Kollegen dürfte die Gemeinsamkeit mit meiner Branche vergleichbar den Relationen zwischen einem Adler und einem Kanarienvogel sein.

Im gesamten Verlauf meiner Busenodyssee sah ich mich einem bunten Spektrum von vielfältigen Manipulationsversuchen ausgesetzt, die in den Umständen, dem Ergebnis und dem

Procedere der Krayburg-Operation ihren Höhepunkt fanden, aber damit noch nicht abgeschlossen waren. Auch mein geschätzter Zweitoperateur PD Dr. Eibner dürfte hinsichtlich manipulativer Tendenzen kein Unschuldslamm gewesen sein. In dieser Hinsicht war mein Busenabenteuer noch lange nicht beendet.

Als ich mit den erwähnten, immer noch angeschwollenen Seitenpartien drei Wochen nach der Operation zu Eibner kam, begrüßte er mich, noch bevor wir uns gesetzt hatten, mit den Worten:

»Ich gehe davon aus, dass Sie zufrieden sind.«

War es Gedankenlosigkeit, mangelnde Sensibilität, ein eher unbewusster Versuch von Suggestion oder das sehr gezielte Bemühen um Manipulation?

»Lassen Sie uns das etwas differenzierter anschauen«, schlug ich vor.

Nachdem wir Platz genommen hatten, fuhr ich fort:

»Herr Eibner, Sie haben alle potentiellen Katastrophen verhindert: Keine, noch nicht einmal eine partielle Mamillennekrose, keine Fettgewebsnekrose, die Brüste sind weitgehend symmetrisch, die Mamillen sind gut platziert.«

Später meinte Eibner, diese würden in der Höhe um einen Zentimeter differieren, was mir selbst auch bei genauem Hinschauen nicht aufgefallen war. Wesentlich war, dass der erfahrene Brustchirurg PD Dirk Eibner laut OP-Bericht mit gekonnten Schnitten den Abstand zwischen meinen Brustwarzen »MAK« und der unteren Brustumschlagfalte von 10 Zentimetern auf 5,5 Zentimeter verkürzt, damit aus meinem nach der Krayburg-OP abgesackten »Pseudo-Hängebusen« eine zierliche »kleine C-, große B-Brust« kreiert hatte.

»Die Sensibilität ist ungestört, es gab keine Wundheilungsstörung, mein Busen hat die richtige Größe. Super, AAA, summa cum laude!«

Jetzt kam ich doch noch auf die angeschwollenen Seitenpartien zu sprechen.

»Allerdings gibt es einen Aspekt, mit dem ich nicht zufrieden bin: die Seitenpartien meines Oberkörpers. Mein dringender Wunsch neben einem kleinen Busen waren rechts und links glatte Seiten an meinem Rumpf. Also nicht mehr solche, die wie nach der Krayburg-OP über meine Silhouette hinausragen. Jetzt sehen sie anders aus als vor Ihrer Operation, sind aber immer noch viel zu breit. Werden diese noch abschwellen?«

Ich kann mich gut erinnern, wie OA Eibner zusammenzuckte und den Kopf senkte.

»Hätte ich dort noch mehr weggenommen, hätte das längere Narben bis zum Rücken bedeutet. Das wollten ich und Bauer Ihnen nicht zumuten.«

Wie bitte? Schließlich hatte PD Dr. Eibner diese Frage mit mir im Rahmen der ersten Besprechung diskutiert und ich hatte mich eindeutig für diese Variante ausgesprochen. Selbst wenn ich mitten in der Narkose aufgewacht wäre, hätte ich noch gebetsmühlenartig meinem Operateur im Halbschlaf zugemurmelt:

»Ich will einen kleinen Busen und wieder glatte Seiten!«

Verdammt noch mal, war hier schon wieder etwas schiefgelaufen? Ich war so perplex, dass ich nichts zu entgegnen wusste. Erst beim Folgetermin kam ich wieder darauf zurück.

»Wie ist das möglich, Herr Eibner? Wir hatten alles genau besprochen. Wenn es um meinen Körper und meinen Busen geht, können Sie nicht über meinen Kopf hinweg entscheiden.«

Mein Operateur wirkte bedrückt und schwieg. Hatte er ein schlechtes Gewissen? Um das Ende vorwegzunehmen: Das Glück war auf meiner Seite. Obwohl Eibner seine Schnittführung an diesen »Seiten« vermutlich knapper gehalten hatte, als eingangs mit mir abgesprochen, schwollen diese Partien im Verlauf der nächsten sechs Monate ab und hatten sich nach weiteren sechs Monaten nochmals zurückgebildet. Keineswegs perfekt, aber ausreichend. Damit ist mein Anblick jetzt in bekleidetem Zustand – und darum geht es mir! – weitgehend unauffällig. Irgendwann meinte PD Dr. Dirk Eibner dazu:

»Ich habe Glück gehabt.«

Wer war ich hier eigentlich? Patientin, Ärztin, Kollegin, Kundin? Beim ersten Besuch der Abteilung für Plastische Chirurgie dürfte ich mich vor allem als Ärztin gefühlt haben, die in einem Krankenhaus zufälligerweise auf der anderen Seite gelandet war. Ich kam als Gesunde, die ihren Busen bearbeiten und behandeln lassen wollte. Ich fühlte mich nicht krank.

»Jeder Patient, der eine Schönheitskorrektur wünscht, muss wissen, dass erst die Operation ihn zum Patienten macht«, meint Professor Hans-Günther Machens, Ärztlicher Direktor der Klinik für Plastische Chirurgie am Klinikum Rechts der Isar München (Bayerischer Rundfunk 2011).

Das entsprach meinem Lebensgefühl!

Nach dieser Definition war ich bereits durch die erste Operation, spätestens infolge des Misslingens dieser ersten Operationsrunde, zweifelsohne zur Patientin geworden. Im wahrsten Sinne des Wortes auch zu einer »Leidenden«.

Während meines Busenabenteuers und meiner Besuche in der Abteilung für Plastische Chirurgie stellten sich meine Erfahrungen mit Medizin und Medizinern aus nahezu sechs Jahrzehnten keineswegs nur als hilfreich dar.

Mit einem Arzt als Vater lernte ich die Welt der Medizin schon als Säugling kennen. Durch mein Medizinstudium an mehreren Universitäten, über meine Ausbildung in verschiedenen Krankenhäusern bis schließlich zu meiner Tätigkeit als selbstständigen Ärztin hatte ich dieses Umfeld aus allen Perspektiven kennengelernt. Ich war als Krankenpflegepraktikantin tätig, jobbte als Nachtwache und Laborhelferin, sah die Kliniken aus der Perspektive einer Medizinstudentin in den klinischen Semestern, absolvierte Famulaturen, verbrachte meine Ausbildung als Studentin im Praktischen Jahr und war in zahlreichen Tätigkeitsbereichen und Kliniken als Assistenzärztin tätig. Als mein Mann einmal stationär behandelt werden musste, erschien ich als Gattin in der Klinik und beeilte mich zu betonen, dass ich nicht nur Besucherin, sondern selbst Ärztin sei, um für ihn die bestmögliche Behandlung zu erwirken. Zu Fortbildungszwecken komme ich als Kollegin in Kliniken.

Die Rolle der Medizinerin ist mir also vertraut und selbstverständlich.

Die Rolle der Patientin hingegen war für mich nahezu unbekannt und neu. Denn frühere Erfahrungen waren so beiläufig, dass ich sie kaum registriert hatte. Dieser neue Part bereitete mir Schwierigkeiten. Ich fürchte, meine Operateure würden mir an dieser Stelle sofort beistimmen.

Dabei war mir die Problematik von Anfang an bewusst. Denn im Verlauf meiner eigenen, nun bald 30 Jahre währenden ärztlichen Tätigkeit, habe ich schon manch einen Kollegen behandelt. Nahezu jede Fachrichtung ging einmal bei mir ein und aus.

Selbstverständlich sind die Repräsentanten meines Kollegenkreises nicht oder schon gar nicht die »besseren« Patienten. Warum sollten sie auch? Manche zwar haben sich durchaus als unauffällig nette, freundliche und zuverlässige Patienten erwiesen. Viele zeigten allerdings ungeniert genau die Allüren, die sie bei ihren Patienten garantiert kritisieren würden. Sie sind unzuverlässig in Hinblick auf Termine, kommen zu spät, trödeln mit den Rechnungen oder lassen es gar bis zu einem gerichtlichen Mahnverfahren kommen. Sie halten sich nicht an die psychotherapeutischen Rahmenvereinbarungen, versuchen mir ein Gefälligkeitsattest zu entlocken, wollen von mir eine Bescheinigung im Scheidungskrieg erpressen, machen den Versuch mich zu überreden, ihre psychotherapeutische Behandlung als Lehrtherapie für die Weiterbildung nutzen zu können, wünschen gar die Bescheinigung eines fingierten »Härtefalls«, um endlich auch einen Medizinstudienplatz zu bekommen … Diese Aufzählung könnte ich noch beliebig fortsetzen.

Bei allem Extrastress, den die Behandlung von Vertretern

der Ärzteschaft bedeuten kann, freue ich mich auch über deren Zutrauen und Vertrauen. Gelegentlich ist mir zu Beginn einer Behandlung etwas unwohl, weil ich mich von ihnen vermeintlich beobachtet und geprüft fühle, zum Beispiel von dem emeritierten Ordinarius, der selbst psychotherapeutisch tätigen Kollegin, dem Kollegen, der als Vater seinen Sohn zu mir in Behandlung schickt.

Gleichwohl kann die Behandlung von ärztlichen Kollegen zu einer echten Herausforderung werden. Trotz Anerkennung meiner Autorität und Erfahrung neigt manch einer unter ihnen zu einem gewissen Eigensinn. Man macht, was man will und nicht das, was ich empfehle und verordne, verständlicherweise gerade dann, wenn es unbequem werden könnte. Eine sehr geschätzte Kollegin versorgt sich selbst großzügig mit den Schlaftabletten, die sie schon lange, nicht zuletzt auf meine Empfehlung, absetzen wollte. Der maximal qualifizierte Kollege verwehrt sich mit konsequentem Nichtstun gegen eine dringlich indizierte körperliche Untersuchung durch einen Facharzt.

Meistens dürfte es vor allem das Vertrauen in die eigene, oft jahrzehntelange ärztliche Erfahrung und weniger das Misstrauen gegenüber meinen beruflichen Fähigkeiten sein, wenn die lieben Medizinerkollegen autonom handeln und damit zu anstrengenden Patienten werden.

Ich muss zu Recht annehmen, dass alle Vertreter der Abteilung für Plastische Chirurgie auch in mir eine schwierige Patientin sahen und sehr erleichtert waren, als ich mich irgendwann endgültig verabschiedete. Obwohl ich es nach meinen eigenen, eben nicht nur positiven Erfahrungen mit dem ärztlichen Klientel, eigentlich selbst besser machen wollte und bestrebt war, eine möglichst »gute« Patientin zu sein.

Während mir Professor Krayburg für ein solches Bemühen kaum Gelegenheit bot, strengte ich mich bei PD Eibner umso mehr an. Selbstverständlich war ich pünktlich, nahm die überlangen Wartezeiten klaglos hin, bedankte mich nach jedem Termin, manchmal per Mail, war so freundlich und nett wie möglich. Uneingeschränkt konnte ich meinen Operateur in seiner ärztlichen Autorität und Geschick als Plastischer Chirurg anerkennen. Ich fürchte, dass ich trotz dieser Bemühungen für ihn eine problematische und damit strapaziöse Patientin war.

Dank meiner ärztlichen Provenienz wollte ich mich nicht mit der Rolle einer Patientin begnügen und trat meinem Plastischen Chirurgen mit der Vielzahl meiner Fragen und altklugen Bemerkungen manches Mal eher als Kollegin gegenüber. Damit dürfte ich ihm ziemlich auf die Nerven gegangen sein.

»Sie wissen in der Theorie mehr über eine Mammareduktionsplastik als manch einer unserer Assistenten«, war vielleicht nur in meinen Ohren höchste Ehre. (Meine kritischen Leser werden sich erinnern, dass ich dieses Zitat bereits an früherer Stelle untergebracht habe. Ich bin so stolz auf dieses Lob, dass ich mich hier gerne wiederhole.)

OA Eibner unterschied sich von seinem Klinikchef Krayburg nicht nur in seinem überzeugenden Geschick als Brustoperateur. Lockeres Geplänkel, charmante Komplimente oder auch nur banale Höflichkeiten waren nicht das Seine. Das machte ihn für mich meistens sympathisch, in manchem ging mir seine nicht nur distanzierte, sondern ganz schön rauhe Art aber doch zu weit.

Bis zuletzt hielt er es nicht der Mühe wert, sich meinen ein wenig, aber nicht wirklich komplizierten Namen einzuprägen. Mit großer Konsequenz und Selbstverständlichkeit reagierte er üblicherweise nicht auf meine E-Mails. Wohlgemerkt: notwendige und nette, keineswegs nervige oder überflüssige Mails.

»E-Mails von Patienten beantworte ich grundsätzlich nicht.«

Obwohl ich ihm gegenüber meine Bedenken gegen das

Stripteaseszenario, das auch in seiner Ambulanz üblich war, geäußert hatte, musste ich mich weiterhin einen Meter vor seinen Augen entkleiden.

Einmal bedankte ich mich bei der Verabschiedung auch für die viele Zeit und meinte aus tiefem Herzen:

»Ich weiß, dass ich in jeder Hinsicht eine schwierige Patientin bin.«

Eibner brummte darauf:

»Ich hätte die Zeit auch anders nutzen können.«

Wie bitte? Ich sagte nichts, weil ich glaubte, ich hätte mich verhört. Als ich nach dem nächsten Termin diese Bemerkung von ihm nochmals um die Ohren geklatscht bekam, wusste ich, dass ich mich nicht getäuscht hatte. Geknickt schlich ich davon. Wie üblich führte mein Weg zum Ausgang am Schreibtisch von Bella Hecht vorbei. Sie sah mir an, dass etwas nicht stimmte, ließ mich erzählen und meinte:

»Nehmen Sie es nicht persönlich, zu uns ist er auch so.«

Nein, ein Womanizer war Privatdozent Dr. Dirk Eibner wirklich nicht.

In diesen Situationen merkte ich, dass ich trotz meiner ärztlichen Profession und des Kampfgeistes, den ich im Verlauf meiner bisherigen Busenodyssee unter Beweis gestellt hatte, vor allem Patientin war. Als diese war ich ein wenig eingeschüchtert durch die Autorität meines Arztes und bemüht um einen guten Eindruck. Vor allem war ich immer wieder unsicher hinsichtlich meiner Rechte.

So unterschiedlich meine beiden Operateure in vieler Hinsicht waren – in einem waren sich PD Dirk Eibner und Professor August Wilhelm Krayburg sehr einig: Kaum ein Termin dürfte vergangen sein, in dem Eibner nicht in irgendeiner Weise auf seinen namhaften Kollegen Professor Vallecca zu sprechen kam. Wie sein Chef Professor Krayburg konnte sich auch Eibner verbale Seitenhiebe und Lästern nicht verkneifen.

»Die Patienten, bei denen etwas schiefgeht, kommen zu uns.«

»Mit seinen Honoraren finanziert er die zehn Prozent, bei denen es Komplikationen gibt.«

»Zu uns kommen die Patienten und bedauern, dass sie auf sein Luxusambiente hereingefallen und nicht gleich zu uns gekommen sind.«

Viel Feind, viel Ehr.

Die Plastische Chirurgie sieht das Klientel ihrer ästhetisch-plastischen Operationen gerne als »Kunde«, nicht als Patienten.

»Für mich sind alle Patienten einer Lifestyle-OP Kunden«, meinte OA Eibner einmal. Seine Stimme hatte einen verächtlichen Beiklang. Er beeilte sich darauf hinzuweisen, dass meine Operation für ihn eher eine Rekonstruktion, keine Lifestyle-OP darstellte.

Als Kunde habe ich mich in der Abteilung des Universitätsklinikums nie gefühlt. Dazu trugen neben dem herben Charme meines Reoperateurs Eibner vor allem die Umstände der Krankenhausatmosphäre bei. Weiße Kittel, medizinisch-technisches Ambiente, alles von medizinischer Notwendigkeit bestimmt, nicht an Luxusbedürfnissen orientiert.

In den Räumen von Professor Vallecca schaute das schon anders aus. Das gepflegte Interieur der Praxis und die serviceorientierten Mitarbeiterinnen ließen bei mir den Eindruck einer Geschäftsatmosphäre entstehen. Professor Vallecca trat bei aller medizinischen Autorität mit der Ausstrahlung eines zuvorkommenden Businessman auf. Warum nicht? Neben den medizinisch notwendigen Behandlungen sind die »Schönheitsoperationen« sein Geschäft. In dieser Umgebung war für mich sein weißer Kittel fast eine Irritation. Das typische Outfit der Ärzteschaft bewirkte die Assoziation von Krankheit. Eine Melange von Welten, die nicht zusammenpassen?

Manch ein Vertreter der Plastischen und Ästhetischen Chirurgie sieht in der Veröffentlichung seiner Memoiren die Chance eines werbewirksamen Mediums. Obwohl der Appell an den

Kunden unüberhörbar ist, sind diese Bücher durchaus informativ, unterhaltsam und teilweise sogar auch kritisch geschrieben, beispielsweise von dem »Nasenpapst« Werner Mang und anderen Klinikchefs wie Afschin Fatemi oder Gerhard Sattler (u. a. Mang 2010, Fatemi 2009, Sattler / Rüdiger 2008).

Sehr eindeutig positionieren sich zahlreiche »Schönheitschirurgen« in ihren Werbeauftritten (Stand September 2013) vor der Kundschaft über die merkantile Webesprache. Einige wenige Beispiele daraus kann ich, durchaus auch als humoristische Einlage, anbieten:

»Proaesthetic«, Schönheitsklinik für Plastische Chirurgie, kündigt eine »kostenfreie Erstberatung« an und bedankt sich anlässlich ihres 20. Geburtstags bei den 39 000 Kunden, die ihnen bereits vertraut haben.

Acurakliniken in den Niederlanden werben für ihre im Vergleich zu Deutschland »deutlich kostengünstigeren« Eingriffe und bieten vorneweg auch schon eine »kostenlose Beratung«.

Die Klinik »Auf der Karlshöhe« verspricht: »Hier ist der Kunde König!«

Auch andere Mitbewerber der Branche setzen auf diesen Werbeklassiker.

»med.aesthetic«, Privatklinik für Plastische, Ästhetische und Rekonstruktive Chirurgie, macht »Wohlfühlchirurgie statt Schönheitschirurgie« zu ihrem Slogan.

»MediKos«, Plastische und Kosmetische Chirurgie, stellt in Aussicht: »Nuancen, die Ihr Leben verändern!«, und fordert auf zu: »Gewinnen Sie neue Lebensqualität, verändern Sie Ihr Leben – und erfüllen Sie sich mit einem ästhetischen Eingriff einen schon lange gehegten Wunsch.«

Dr. med. Stephan Düchting, Facharzt für Chirurgie und Plastische Chirurgie, distanziert sich von der Perspektive des Kaufmanns und betont stattdessen:

»Unsere Patienten sind keine ›Kunden‹!«, offeriert gleichwohl »Zur Finanzierung oder Ratenzahlung« individuelle Lösungen.

Mit attraktiven Finanzierungsangeboten versucht manch eine Einrichtung der Ästhetisch-Plastischen Chirurgie auch weniger liquides Klientel heranzulocken.

»Medical-One«, das Schönheitsimperium vom »King of the Nose« Professor Mang verkündet für sein deutschlandweites Kliniknetz medizinischen »First-Class-Service«. In einer seiner Filialen hätte ich dank der verheißungsvollen Finanzierungsmodelle meine »Brustverkleinerung ohne lange Vorsparzeit« erhalten können.

Für die Kundschaft eindeutig am verlockendsten präsentieren sich einige Vertreter der Schönheitschirurgie ihrem potentiellen Klientel bei Groupon. Das Schnäppchenportal im Internet bietet den preisbewussten Interessenten Gutscheine und Coupons, mit denen sie bis zu 70 Prozent sparen können. Neben den Vouchers für All-you-can-eat-Büfett, Gebäudereinigung und Wellness heißt es:

»... und du verpasst nie wieder einen Plastischen Chirurgie-Deal in deiner Stadt.«

Groupon liefert eine breite Palette von Rabattangeboten für die vielfältigen Möglichkeiten der Plastischen Chirurgie. So hat »Artemedic« in Düsseldorf einen Wertgutschein ab 2590 Euro, anrechenbar für eine Brustvergrößerung oder Bruststraffung zu bieten, dummerweise gerade ausverkauft ...

Zu meiner Erleichterung konnte ich feststellen, dass eine Mammareduktion nicht im Sortiment ist. Ich hatte also nichts verpasst.

Machen sich die Plastischen Chirurgen mit dem Bild des Patienten als »Kunde« nicht zu Kaufleuten und Dienstleistungserbringern? Zu Händlern, die dem Auftraggeber mit ihrer Dienstleistung im OP das gewünschte Produkt liefern, Service und Ambiente auf Premiumniveau? Ein anderes Berufsbild als das des Arztes, vielleicht nicht unbedingt ein besseres Lebensgefühl für den Mediziner. Eine Perspektive außerhalb des ärztlichen Ethos, aus der sich die Ärzte moralisch nicht an den Eid des Hippokrates gebunden fühlen müssen. Vielleicht sind sie damit aber nur ehrlicher und nüchterner als andere Disziplinen der Medizin.

Die Schönheitschirurgie als medizinischer Bazar mit hohen Zuwachsraten wird aus zahlreichen Perspektiven auch kritisch reflektiert.

So prägte Matthias Kettner, Professor für Praktische Philosophie an der Universität Witten / Herdecke, 2006 den Begriff »Wunscherfüllende Medizin« (Kettner 2009). Eine Medizin, die im Dienst von Selbstverwirklichung und Lebensplanung gesunder Menschen steht, auf deren Wunsch medizinische Maßnahmen, zum Beispiel solche der Plastischen Chirurgie, unter ärztlicher Verantwortung durchgeführt werden. Aus den Patienten werden Kunden, die eine »Vitaloptimierung« als »Enhancement« in Auftrag geben.

»Selbstoptimierung mit dem Skalpell« beschreibt Professor Dr. phil. Ada Borkenhagen dieses Phänomen. »Der Körper wird zum Investitionsgegenstand, den man im Rahmen der Berufskarriere und Partnersuche mehrfach im Leben anbietet« (Borkenhagen 2011).

Krankheit oder Lifestyle?

Bislang habe ich in der Schilderung meines Kriminalabenteuers aus der Welt der Plastischen Chirurgie den ökonomischen Aspekt weitgehend ausgespart.

Ich schreibe keinen Ratgeber zum Thema »Brustoperationen«. Dazu liefert der Büchermarkt andere Publikationen. Unter diesen finden sich informative Sachbücher von Plastischen Chirurgen wie auch persönliche Erlebnisberichte von engagierten Frauen. Dazu schlage ich meiner wissbegierigen Leserschaft vor, in mein Literaturverzeichnis zu schauen.

Meine Geschichte beschränkt sich weitgehend auf meine eigenen Erfahrungen. Trotzdem kommen jetzt neben der Schilderung meiner weiteren Abenteuer zunächst wieder einige sachliche Informationen. Und dann wird es auch um das Geld gehen.

Die »Mammareduktionsplastik«, also eine Brustverkleinerungsoperation, ist eine Operation, die zwei verschiedenen Kategorien der »Vier Säulen der Plastischen Chirurgie« zuzuordnen ist. Sie kann als Behandlung der Rekonstruktiven Chirurgie wie als Maßnahme der Ästhetischen Chirurgie durchgeführt werden.

Die Rekonstruktive Chirurgie stellt Form und Funktion eines Körpers wieder her, beispielsweise nach einem Unfall, nach einer Amputation der Brust wegen Brustkrebs oder bei einer angeborenen Fehlbildung. Damit werden von der Plastischrekonstruktiven Chirurgie körperliche Störungen von Krankheitswert behandelt, für deren Behandlung eine medizinische Notwendigkeit vorliegt und die somit unter den Leistungskatalog von Krankenkassen und Krankenversicherungen fallen.

Meine Operation im Alter von 19 Jahren stellte nach dieser Definition eine Rekonstruktion dar.

Die Ästhetische Chirurgie hat zum Ziel, das äußere Erscheinungsbild eines Menschen zu harmonisieren. »Wer einen Ästhetisch-plastischen Chirurgen aufsucht, ist in der Regel nicht krank, sondern unzufrieden mit seinem Aussehen« (DGPRÄC). Gelegentlich wird für diese Kategorie auch der Begriff »Lifestyle-Operation« verwendet. Für die Maßnahmen der Ästhetischen Chirurgie zahlt der Behandelte als »Selbstzahler« oder Kunde.

Meine Leser mögen sich an das vorangegangene Kapitel erinnern. Die Rekonstruktive Chirurgie behandelt Patienten, die Ästhetische Chirurgie sieht ihr Klientel eher als Kunden.

Im Gegensatz zu den meisten anderen Operationen der Plastischen Chirurgie kann die Brustverkleinerung unter beide Kategorien fallen. Da fließende Übergänge in der Zuordnung bestehen, gibt es ein erhebliches Konfliktpotenzial hinsichtlich der Frage: Wer muss zahlen?

Professor Krayburg hatte mir meine Operation als eine Maßnahme der Ästhetischen Chirurgie vorgeschlagen. Das bedeutete also, dass ich als »Selbstzahler« die Kosten für diese Operation zu tragen hatte, weil es sich nicht um eine Krankheit handelte und daher keine medizinische Notwendigkeit für die Maßnahme bestand.

Die Basis des Vertrags stellte eine Operation als »Ausbildungsfall« dar. Diese Variante ist ein Angebot von Kliniken, an denen Assistenzärzte ihre Weiterbildung zum Facharzt für Plastische, Rekonstruktive und Ästhetische Chirurgie absolvieren. Unter Anleitung und Supervision eines erfahrenen Operateurs, üblicherweise eines Oberarztes, werden plastisch-ästhetische Operationen zu finanziell günstigen Konditionen durchgeführt. Diese Regelung bedeutet für alle Seiten eine angemessene Lösung.

Professor Krayburg bot mir einen Honorarvertrag über

3000 Euro an, der neben der Operation alle damit verbundenen Vorbesprechungen und Termine zur Nachbehandlung einschloss. Das ist der übliche Tarif dieser Klinik für eine Brustverkleinerung, die als Ausbildungsfall durchgeführt wird. Angesichts der Tatsache, dass der reguläre Satz in der Plastischen Chirurgie für eine solche Mammareduktionsplastik im allgemeinen ungefähr 5000 Euro beträgt, stellte das für mich ein faires Angebot dar.

Mit der Honorarvereinbarung über die Operationskosten wurde ich informiert, dass zusätzlich Kosten von etwa 1100 Euro für die Anästhesie und den stationären Aufenthalt anfallen würden.

Im Rahmen meiner Überlegungen vor der Vertragsunterzeichnung mit Professor Krayburg hatte ich mir den finanziellen Aspekt der Operation unter verschiedenen Gesichtspunkten durchdacht.

Mir war sehr wohl bekannt, dass Brustverkleinerungsoperationen unter bestimmten medizinischen Voraussetzungen von einer gesetzlichen Krankenkasse oder privaten Krankenversicherung als »medizinisch notwendige Heilbehandlung« anerkannt werden. Wenige Monate vor meiner eigenen Operation wurde bei einer meiner Patientinnen in der Abteilung von Professor Krayburg durch Oberarzt Dr. Bauer eine Brustverkleinerung vorgenommen, deren Kosten von der gesetzlichen Krankenkasse übernommen worden waren. Im Vergleich zu mir handelte es sich dabei allerdings um eine ausgeprägtere Hypertrophie der Brust.

Damit war mir bekannt, dass in dieser Abteilung bei Vorliegen einer medizinischen Indikation solche Brustverkleinerungen als Krankheitsbehandlung durchgeführt werden. Ich musste also davon ausgehen, dass bei mir eine derartige medizinische Indikation nicht vorlag. Schließlich hatte mir der Ordinarius und Chefarzt der Abteilung für Plastische Chirurgie höchst persönlich diese OP als »Selbstzahler«, also als ästhetisch-plastische Lifestyle-Operation, angeboten.

An dieser Stelle drängt sich die Frage auf, warum ich nicht mit ihm den Aspekt einer Antragstellung auf Kostenübernahme durch die Krankenversicherung diskutiert habe. Hier kam mir meine besondere Situation als Ärztin in die Quere.

Aus meinem Praxisalltag fallen mir auch dafür zahlreiche Beispiele von Patienten ein, die von mir ein Attest wünschten und mich dafür mit verschiedenen Methoden subtil wie offensichtlich unter Druck setzten.

Ein Banker Anfang 60, der zweifelsohne in einer schwierigen wirtschaftlichen Situation ist, jedoch keineswegs so krank, dass bei ihm tatsächlich die Erwerbsunfähigkeit vorliegt, für die er ein passendes Attest wünscht. Zahlreiche Patienten, die mehr der öden Berufstätigkeit leid sind als wirklich berufsunfähig, aber eine entsprechend aggravierende Bestätigung von mir erbitten. Eine Patientin, die von mir für das gerichtliche Scheidungsverfahren eine Bescheinigung ihrer reduzierten psychischen Belastbarkeit erfragt. Die Patienten, denen ich eine zwingende Notwendigkeit für eine spezielle Behandlung, zum Beispiel eine stationäre Psychotherapie, bescheinigen soll, ohne dass diese tatsächlich vorliegt. Studenten, ich meine jetzt nicht diejenigen, die tatsächlich psychisch krank sind oder unter Prüfungsangst leiden, sondern die, die einfach nicht genug gelernt haben und von mir eine entsprechende Bescheinigung wollen. Harmlos sind im Vergleich dazu noch Arbeitsunfähigkeitsbescheinigungen für eine überschaubare Zeit, um die ich als »Krankschreibung« gebeten werde. Ich könnte noch manch ein Beispiel aufzählen, aber das würde den Rahmen dieses Kapitels sprengen.

Überall geht es dabei um persönliche Vorteile oder Bequemlichkeit, sehr oft um Geld. Besonders peinlich empfinde ich die Ansinnen aus meiner ärztlichen Kollegenschaft, die eigentlich die Problematik von Gefälligkeitsbescheinigungen aus dem eigenen ärztlichen Blickwinkel kennen sollte.

Als Fachberaterin für Krankenversicherungen sind im Rahmen meiner langjährigen Tätigkeit Tausende von Berichten, Gutachten und Bescheinigungen über meinen Schreibtisch gegangen. Ich glaube zu Recht von mir sagen zu können, dass ich einen intuitiven Riecher entwickelt habe, in welchem dieser Schriftstücke trotz Würdigung von Fakten und Daten übertrieben, gemogelt und Schlimmeres mehr wird. Ich halte mich für wenig erpressbar, bin bemüht um Gerechtigkeit und Korrektheit.

Trotz dieser Überlegungen, die ich aus meiner Perspektive als Ärztin anstellte, ließ ich mir als Vertreterin meiner eigenen ökonomischen Interessen selbstverständlich auch diese pekuniären Aspekte bei der Operationsplanung durch den Kopf gehen. Schließlich kann ich mit den Realitäten des Lebens, dazu gehört auch das Geld, sehr wohl umgehen. Wenn es sein darf und muss, bin ich durchaus geschäftstüchtig, mehr noch, ich mache es meinem Gegenüber schwer, mich finanziell über den Tisch zu ziehen.

Als ich im Rahmen der Operationsvorbereitungen Herrn Professor Krayburg nicht nach der Möglichkeit einer Kostenübernahme durch meine Krankenversicherung fragte, hatte ich mir das reiflich überlegt. Die Operation war mir von einer der nominell höchsten Instanzen des Fachgebiets, einem Ordinarius und Klinikdirektor, als »Selbstzahler« angeboten worden. Somit hätte ich seine Autorität und Fachkompetenz infrage gestellt, wenn ich dennoch nach einer Abrechnung zulasten der Krankenversicherung gefragt hätte. Ich ging folglich davon aus, dass mich Herr Professor Krayburg auf diese Möglichkeit hingewiesen hätte, wenn man meine Operation als Krankheitsbehandlung hätte interpretieren können. Das Angebot, meine Operation als einen »Ausbildungsfall« durchzuführen, konnte ich bereits als finanzielles Entgegenkommen werten. Schließlich war für mich sogar das Privileg vorgesehen, vom Chefarzt der Abteilung zusammen mit einem in Brustoperationen besonders erfahrenen Oberarzt operiert zu werden. Demnach handelte es sich nicht um einen »Ausbildungsfall« im herkömmlichen Sinne, bei dem ein Assistenzarzt zusammen mit einem erfahrenen Operateur tätig wird.

Alles in allem musste ich also in dem Vorschlag von Professor Krayburg ein spezielles Sonderangebot für eine ärztliche Kollegin sehen. Angesichts dieser Konditionen wäre es mir unangemessen wenn nicht gar unverschämt erschienen, dennoch nach einem Attest für die Abrechnung durch die Krankenversicherung zu fragen. Schließlich hätte ich fürchten müssen, mit einem solchen Ansinnen de facto um ein Gefälligkeitsattest zu bitten.

Genau das wollte ich nicht. Mich nun selbst in die beschämende Rolle derer zu bringen, die den Arzt, in meinem Fall noch schlimmer einen maximal qualifizierten Vertreter der Ärzteschaft, dazu zu drängen, gegen dessen eigene Überzeugung und entgegen dem medizinischen Sachverhalt eine Bescheinigung auszustellen.

Genug der theoretischen Ausführungen. Ein glücklicher Zufall bescherte mir und hiermit auch meiner schon gespannten Leserschaft vor dem eben erörterten Hintergrund einen weiteren Akt meines Kriminalabenteuers.

Einige Monate nach meiner Reoperation hatte ich Gelegenheit, an einer Fortbildungsveranstaltung für niedergelassene Ärzte teilzunehmen. Diese wurde justament von dem stellvertretenden Direktor der Klinik für Plastische Chirurgie, also dem Vertreter von Herrn Professor Krayburg, abgehalten. Obwohl ich gedanklich das leidige Thema der Krayburg-Operation abgeschlossen hatte und mich nur noch an meinem schönen Eibner-Busen erfreuen wollte, nutzte ich gerne die Chance, meinem neuen Hobby »Plastische Chirurgie« nachzugehen.

Angesichts der zahlreichen Anbieter auf dem Markt der Plastischen und Ästhetischen Chirurgie handelte es sich um eine Art Informationsveranstaltung und somit Werbemaßnahme der Abteilung. In einem umfassenden Überblick über die »Vier Säulen der Plastischen Chirurgie« wurden auch die Operationen vorgestellt, die in der Klinik durchgeführt werden. Sachkundig in allen Aspekten, anschaulich präsentiert, ein Vortrag, der in jeder Hinsicht überzeugte. Dabei wurde auch die Mammareduktion als Standardoperation beschrieben. Was ich hier zu hören bekam, schreckte mich für die nächsten Wochen aus meiner gerade wieder gefundenen Ruhe auf.

»Ab 400 Gramm Reduktionsgewicht [pro Seite] gilt die Mammareduktion in unserer Abteilung als medizinisch notwendige Krankheitsbehandlung.«

Die Anerkennung als Krankheit stellt bekanntlich die Grundlage für eine Kostenübernahme durch den Versicherungsträger dar. Laut den beiden Operationsberichten hatte es sich bei der Operation von Professor Krayburg um ein Reduktionsvolumen von »250 Gramm« gehandelt, bei der Reoperation durch Eibner wurden »300 bis 400 Gramm« entfernt. Mit einer Reduktionsmenge von insgesamt 550 bis 650 Gramm entsprach nach diesen Kriterien meine Operation einer Krankheitsbehandlung!

Nachdem ich meinen Ohren nicht hatte trauen wollen, überprüfte ich diese Angabe bei der DGPRÄC. Die »Deutsche Gesellschaft der Plastischen, Rekonstruktiven und Ästhetischen Chirurgen« war zu dieser Frage auf ihrer Website nicht ganz so großzügig. Dort wurden für die Anerkennung als Rekonstruktion, also als medizinisch notwendige Maßnahme, die Mindestmenge von 500 Gramm Resektionsgewicht genannt. Das bedeutete: Auch nach diesen Angaben wäre meine Operation eindeutig unter die Kategorie einer Maßnahme infolge von Krankheit gefallen und damit eine Leistung zu Lasten des Versicherungsträgers gewesen.

Professor Krayburg hatte mir gegenüber nie diese grundsätzliche Möglichkeit angesprochen. Weder hatte er potentielle Argumente gegenüber Gegenargumenten abgewogen noch diese mit mir diskutiert. Wieder einmal musste ich den Eindruck gewinnen, dass dem Klinikdirektor wesentliche Einzelaspekte im Zusammenhang mit einer Brustverkleinerungsoperation nicht hinreichend bekannt waren oder diese vor mir verschleiert werden sollten.

Der eventuelle finanzielle Schaden war ärgerlich. Noch schlimmer war für mich der Vertrauensverlust.

Ich habe Herrn Professor Krayburg mit diesen Fakten und Zahlen konfrontiert. Hinsichtlich der Umstände kann ich meinen erwartungsvollen Leser bereits das nächste fesselnde Kapitel ankündigen: »Referat für den Herrn Professor«.

Ein kleiner Trailer vorneweg: Der Chefarzt reagierte auf diese Frage konfus und mit ungeeigneter Argumentation:

»Sie können sicher sein, dass Ihre Operation bei keiner Krankenversicherung anerkannt worden wäre … Psychische Gründe zählen nicht … Wenn Ihre damalige Operation [1974!] privat bezahlt wurde, wäre auch die heutige nicht von der Versicherung erstattet worden …«

Meine Kritik an Professor Krayburg bezog sich auf sein Vorgehen. Ich hätte kein Gefälligkeitsattest gewünscht. Jedoch eine fachgerechte Information und gegebenenfalls ein fachlich fundiertes, seriöses Attest.

Vielleicht sollte ich mich bei Professor Krayburg als externe Beraterin, Spezialgebiet Formulierungshilfe für ärztliche Atteste, bewerben. Neben den dokumentierten Angaben zum Reduktionsgewicht hätte es weitere medizinische Argumente gegeben, diese Operation als Rekonstruktion und somit medizinisch notwendige Heilbehandlung zu bewerten: Meine genetisch vorgegebene Hypertrophie in der Jugend mit Erstoperation im Alter von 19 Jahren, eine bereits aus damaliger Zeit stammende leichte Verkrümmung meiner Brustwirbelsäule sowie Einkerbungen auf den Schultern, »Schultergruben«, verursacht durch den Zug der BH-Träger. Die bei Frauen mit hypertrophen Brüsten üblichen Rückenschmerzen waren mir, vermutlich dank meines regelmäßigen Trainings, weitgehend unbekannt.

Ganz ausdrücklich möchte ich feststellen: Ich beklage nicht, dass ich die Kosten für diese Operation selbst getragen habe. Ich sehe darin eine Investition in meine Zufriedenheit und mein Lebensgefühl, an der ich mich trotz der speziellen Strapazen in den weiteren Jahrzehnten meines Lebens uneingeschränkt erfreuen werde. Meine Körperproportionen sind wieder ausgewogen. Das Geld ist in der Brustverkleinerung gut angelegt. Anderenfalls hätte ich zukünftig einiges in eine Schneiderin investieren müssen, da ich keine wirklich passende Konfektionskleidung mehr gefunden hätte.

Natürlich hat es mich auch hier nochmals gereizt, meinem neuen Hobby »Plastische Chirurgie« nachzugehen. Bei näherer Recherche ist die grundlegende Sachlage doch nicht so eindeutig.

Die Reduktionsmenge von 500 Gramm als alleiniges Kriterium für die Einordnung einer Brustverkleinerung ist strittig. Für die Frage, ob eine solche Operation als Maßnahme der Ästhetischen oder Rekonstruktiven Chirurgie einzuordnen ist, somit eine Lifestyle-OP oder eine Krankheitsbehandlung darstellt, sind neben dem Reduktionsvolumen noch andere Aspekte zu berücksichtigen. Deshalb hat die DGPRÄC auf ihrer Website inzwischen (2013) den Hinweis auf die Reduktionsmenge von 500 Gramm gestrichen.

Zu dieser Thematik meinte bereits 2005 Professor Rolf-Rüdiger Olbrisch, damals Chefarzt des »Florence Nightingale Krankenhaus«, Düsseldorf:

»Die Mindestreduktionsgröße als Indikation zur Mammareduktionsplastik ist unsinnig, da der Körbcheninhalt je nach Gewicht und Köpergröße stark variiert« (Olbrisch 2005).

So geht aus seiner tabellarischen Aufstellung hervor, dass beispielsweise Cup C bei einer Unterbrustweite von 75 Zentimetern einen Körbcheninhalt von 430 Gramm bedeutet, bei einer Unterbrustweite von 85 Zentimeter jedoch einer durchschnittlichen Menge von 780 Gramm entspricht. In Deutschland bedeutet die übliche Norm eine BH-Größe von B bis C, das von mir schon mehrfach zitierte »kleines C-, großes B-Körbchen«.

Es ist anzunehmen, dass die Angabe hinsichtlich der pauschalen Anerkennung als Krankheitsbehandlung nur auf der Basis der Reduktionsmenge bereits zum Zeitpunkt meiner beiden Operationen nicht mehr den tatsächlichen Gegebenheiten entsprach, weil eben auch andere Kriterien wie Körpergröße und -gewicht herangezogen werden müssen. Im Internet sind zahlreiche Gerichtsurteile zu finden, die die Kostenübernahme einer Brustverkleinerungsoperation ablehnen.

Nachdem jede Frau einen Busen hat und die weibliche Brust mehrheitlich im Laufe ihrer Jahrzehnte währenden Existenz nicht nur an Form verliert, sondern vor allem infolge von Schwangerschaft, Gewichtszunahme und Wechseljahren an Gewicht gewinnt, würde das deutsche Gesundheitssystem kollabieren, würden alle Frauen, die eine Reduktionsmenge von 500 Gramm aufweisen können, sich zulasten der Versicherungsgemeinschaft operieren lassen wollten. Gleichwohl dürften weiterhin die Kosten für manch eine Brustverkleinerung auf der Basis einer Einzelfallprüfung von den Versicherungsträgern übernommen werden, wenn sich die Betroffene mit Engagement und medizinisch nachvollziehbaren Argumenten dafür einsetzt.

Wer es ganz genau wissen möchte, findet dazu im Literaturverzeichnis Hinweise (Fiebig 2011, Christl 2010).

Das Thema »Reduktionsgröße« brachte mich auf die Idee, die in den beiden Operationsberichten genannten Reduktionsmengen zu hinterfragen. Wann eigentlich wurde wie viel und von welchem der beiden Operateure tatsächlich weggeschnitten? Vielleicht eine Marginalie. Auf jeden Fall eine Kollateralfährte für die Hobby-Lady-Detective.

Als diese erlaube ich mir trotz immer noch laienhafter Kenntnisse der Plastischen Chirurgie die Einschätzung, dass in der ersten Runde, der Operation von Professor Krayburg, kaum die erwähnten 250 Gramm pro Seite entfernt worden sein können. Denn nach dieser OP war bekanntlich aus meinem »kleines E, großes D-Körbchen« fast unverändert ein sehr prall gefüllter Cup D geworden. Erst in der zweiten Runde, der Reoperation, verkleinerte PD Eibner mit entschlossenen Schnitten meine Brust auf das angekündigte »kleines C-, großes B-Körbchen«. Und tatsächlich stolzierte ich in die Abschlussuntersuchung zu unserer beider Freude in einem BH »großes B-Körbchen«.

Zum Zeitpunkt dieser Erkenntnisse hatte ich mich in meiner Rolle als verdeckte Ermittlerin bereits in den Ruhestand zurückgezogen. Die Angelegenheit der Kostenübernahme hatte mich aufgeschreckt und ich nahm sie zum Anlass, nun doch noch weiter als Detektivin tätig zu werden und meinen internalisierten Polizeihund auf Spurensuche zu schicken. Dieses Mal, um der Honorarfrage und Rechnungsstellung meiner Operation nachzugehen. Noch einmal war der glückliche Zufall auf meiner Seite und ich wusste ihn für mich zu nutzen.

Über meine Tätigkeit als medizinische Beraterin gelang es mir einen Kollegen zu kontaktieren, der als umfassend qualifizierter Chirurg beratend für private Krankenversicherungen tätig ist. In seinen Aufgabenbereich fällt unter anderem die Prüfung von Rechnungen aus der Plastischen Chirurgie, speziell von Brustoperationen jeder Art, da diese bekanntlich zu den häufigsten unter den plastischen Operationen zählen. Er erzählte mir, dass ihm monatlich bis zu 30 solcher Rechnungen zur Prüfung vorgelegt werden.

Der Kollege freute sich, mich persönlich kennenzulernen, und war sehr entgegenkommend. Er verriet mir, dass die Operationsberichte nicht immer mit den Leistungsziffern auf den Rechnungen korrelieren. Diese Operationsberichte müssen darauf abgestimmt werden, die anfangs für die Rechnung vereinbarte Pauschalsumme zu begründen, obwohl sie eigentlich den durchgeführten Operationsverlauf dokumentieren sollten. Trotz aller Anstrengungen kann daher der Bericht nicht immer mit den abgerechneten Leistungen übereinstimmen. Diese Gegebenheiten lagen auch bei mir vor.

Sein Fazit meiner Rechnung von Professor Krayburg war: Beide Operationen, so wie sie entsprechend den vorliegenden Operationsberichten durchgeführt worden waren, hätten als Krankheitsbehandlung für die private Krankenversicherung eine Gebührenhöhe von »maximal zwei Dritteln, eher der Hälfte« des in Rechnung gestellten Honorars begründet.

In einer Kneipe erzählte mir mein Berater bei Tapas und Rioja noch manches aus Operationssälen und von Kongressen, über Absprachen und Kartelle. Es ist der Länge des Abends und der Menge des Vino tinto geschuldet, dass ich meine Leser leider nicht mit den interessanten Schilderungen dieses Experten unterhalten kann.

Die neuen Erkenntnisse lösten bei mir eine kleine psychische Krise aus. Nicht nur, dass ich erhebliche Zweifel haben musste, ob Herr Professor Krayburg mich ausreichend fachgerecht operiert hatte. Zusätzlich drängte sich mir nun der Gedanke auf, vielleicht auch noch durch die Abrechnungsusancen finanziell übervorteilt worden zu sein.

Irgendwann einmal hatte ich die Abteilung für Plastische Chirurgie von Professor Krayburg als Patientin betreten, als die ich nur ganz einfach meinen Busen überarbeiten lassen wollte. Keineswegs auf der Suche nach Abenteuern als Lady-Detective. Wohin auch immer ich hier als Patientin meine Blicke gewandt hatte, war ich auf irgendetwas gestoßen, was faul war, auf Unstimmigkeiten, Widersprüche, Ungereimtheiten, auf irgendetwas, was nicht korrekt lief. Meine Kenntnisse und Erfahrungen aus über drei Jahrzehnten als Medizinerin bescherten mir diese Einblicke und ermöglichten mir meine Schlussfolgerungen als Hobby-Kriminalistin.

Glück oder Unglück? Selig sind die Unwissenden?

Referat für den Herrn Professor

Ein halbes Jahr nach der Reoperation war mein Busen vermutlich so schön wie nie zuvor. Die Brustwarzen nahezu auf einer Höhe, fast symmetrische, wohlgeformte Brüste, »kleines C, großes B«. Geringfügige Differenzen störten mich nicht, auch die Natur ist nirgendwo hundertprozentig. Ist nicht auch das Perfekte nur relativ? Dort, wo sich nach der Krayburg-OP unter der Brust eine circa ein Zentimeter breite Narbe entlanggezogen hatte, war diese auf höchstens die Hälfte vermindert.

»Ich hatte Glück«, kommentierte Eibner auch hier bescheiden, was ich ihm nicht ganz abnahm.

Allerdings waren zum damaligen Zeitpunkt die Seitenpartien meines Oberkörpers in Brusthöhe immer noch leicht vergrößert, also eben diese Partien, die ich als besonders störend empfunden hatte und die bereits Gegenstand von Diskussionen zwischen mir und meinem Operateur Eibner gewesen waren. Deutlich geringer, dennoch vorhanden. Dog-Ears? Die Folgen der Krayburg-Operation? Bei dieser Frage flüchtete sich PD Dr. Dirk Eibner in für ihn ungewöhnliche Unwissenheit:

»Weiß ich nicht …«

Vage stellte er das Angebot in den Raum, an diesen Seitenpartien nachzubessern. Ich bohrte an dieser Stelle nicht weiter nach, sondern beschloss, ohne über eine weitere Minioperation nachzudenken, mich mit dem Erreichten zufriedenzugeben.

In vielen Lebensbereichen habe ich mir das Pareto-Prinzip zum Leitmotiv gemacht. Schon im 19. Jahrhundert dokumentierte Vilfredo Pareto in der »80-zu-20-Regel«, dass bei einem

Vorhaben 80% des Ergebnisses in 20% der zur Verfügung stehenden Zeit erreicht werden. Um jedoch die restlichen 20% zu erzielen, muss man dafür noch die weiteren 80% der Zeit aufwenden. In freier Interpretation pflege ich den Pareto-Effekt auch bei anderen Aspekten von Ressourcen, Kräften und Energien meines Lebens zu berücksichtigen.

Was meinen Busen betrifft, hatte ich zusätzlich den klugen Hinweis eines Plastischen Chirurgen vor Augen. Dieser fordert auf seiner Homepage sein Klientel zur Mitarbeit beim Operationserfolg auf. Die mögliche Zufriedenheit mit dem Ergebnis unterstehe zu 70% seiner ärztlichen Tätigkeit, die weiteren 30% seien das, was der Patient in mentaler und psychischer Selbstverantwortung daraus macht. Bestimmt 80% meines Ziels waren erreicht. Der Aufwand für eine weitere Perfektionierung dessen, was bereits gut war, wäre völlig unangemessen gewesen. Mein Operateur gab sich selbst ein »magna cum laude« für sein Operationsergebnis und mindestens dieser Benotung konnte ich mich uneingeschränkt anschließen.

An dieser Stelle möchte ich nochmals betonen: Das Ziel meiner Brustoperation war nicht ein idealer Busen, sondern ganz simpel eine Brust, die in Größe und Proportion harmonisch zu meinem übrigen Körper passt. Dieser Wunsch war erfüllt.

Trotz allem klangen mir noch die Worte von Professor Krayburg in den Ohren:

»Ich verspreche Ihnen ein Ergebnis zu Ihrer vollsten Zufriedenheit.«

Hätte ich dieses Versprechen des Ordinarius meinerseits so ernst genommen, wie dieser es mir gegenüber mehrfach mit Nachdruck und Ernsthaftigkeit zum Ausdruck gebracht hatte, hätte ich mein Busenabenteuer noch ad ultimo fortführen können. Eine faszinierende Vorstellung?

Mit immer neuen Entdeckungen, was da an meinem Busen noch nicht den Kriterien meiner »vollsten Zufriedenheit« entspricht, hätte ich den Herrn Professor zu einer Nachbesserung nach der anderen auffordern, ihn damit ein bisschen schikanieren und in den Wahnsinn treiben können. Ein hübscher Gedanke! Dummerweise hätte dieses Spiel vor allem meine eigene Nervenkraft überfordert. Noch vor dem Herrn Professor wäre zunächst einmal ich selbst in der Akutpsychiatrie des Klinikums gelandet. Also doch keine so gute Idee.

So schleppte ich für meinen erfolgreichen Reoperateur Dirk Eibner zum Dank und Abschluss der Behandlung zwei Kistchen Wein heran, für jede Brust eins, zwei unterschiedliche Sorten seiner Lieblingsrebe, so wie mein Busen ebenfalls in seinen beiden Teilen leichte Variationen zeigt.

Mein Busenabenteuer sollte damit aber noch lange nicht zu Ende sein. Außer bei zwei flüchtigen Begegnungen en passant hatte ich Professor Krayburg seit über neun Monaten nicht gesehen. Mir gegenüber hatte er kein Interesse am weiteren Schicksal meines Busens gezeigt.

Zum Ausklang hatte ich ein Gespräch mit dem Herrn Professor vorgesehen und dafür ein Konzept ausgetüftelt. Genauer gesagt: Ich plante kein freundliches Geplauder, sondern eine Unterredung, bei der ich ihm meine Eindrücke als Patientin darlegen wollte. Somit eher ein Referat mit Möglichkeit zu Fragen und Diskussion.

Im Sekretariat bat ich um einen Termin für ein Gespräch zu dem Thema »Ethische Fragen der Plastischen Chirurgie«.

Der entschlossene Klang meiner Stimme wie das angekündigte Thema ließen die brave Frau Moldenhauser bereits ahnen, dass dieses den Rahmen der regulären Sprechstunde des Klinikdirektors sprengen könnte. Als erfahrene Sekretärin versuchte sie, mich von meinem Vorhaben abzuhalten:

»Ich weiß nicht, ob der Professor für so etwas Zeit hat.«

Ich ließ mich nicht beirren, sondern bestand auf dem Termin. Zusätzlich erbat ich dafür einen Zeitpunkt am Ende der Sprechstunde, da schon abzusehen war, dass die Thematik nicht in den üblichen 20 Minuten abgehandelt werden könnte.

Wenige Tage später erfuhr ich von Frau Moldenhauser:

»Herr Professor Krayburg lässt mitteilen, dass er sich gerne mit Ihnen über das Thema unterhalten wird.«

Na also.

Zunächst für 17.30 Uhr einbestellt, kurz zuvor noch auf 17 Uhr vorverlegt, saß ich an einem heißen Sommertag vor dem Zimmer des Chefarztes. Frau Hecht, heute im offenherzigen Dress einer Flamencotänzerin, ansonsten ungewohnt verschlossen, streckte nur kurz den Kopf aus der Tür. Ihr schwante wohl nichts Gutes. 17.40 Uhr begrüßte mich Herr Professor Krayburg, um das Gespräch zu beginnen mit dem Hinweis, er müsse danach noch einmal kurz auf Station. Ich betonte, wie wichtig mir der zeitliche Spielraum sei und ich gerne warten könnte. Er verschwand, um mich schließlich gegen 18.45 Uhr hineinzurufen.

Meinem Anspruch auf Höflichkeit entsprechend hatte ich mich auch auf dieses Gespräch gut vorbereitet, um die Zeit des Herrn Professor nicht noch mehr als notwendig in Anspruch zu nehmen. Gleichwohl wollte ich alles, was ich ihm zu sagen hatte, ohne Zeitdruck und damit in angemessener Ausführlichkeit vortragen.

»Ich werde Ihre Zeit in Anspruch nehmen müssen. Im Vergleich zu der Zeit, die ich im letzten Jahr anlässlich der zweiten Operation investieren musste, jedoch vergleichsweise wenig.«

Das Meeting dauerte bis 21 Uhr. Ich rechne es Herrn Professor Krayburg hoch an, dass er trotz fortschreitender Zeit, ungewöhnlicher Hitze und meinen Vorhaltungen, die ihn über die Sommertemperaturen hinaus ins Schwitzen geraten ließen, bis zu meinem letzten Satz durchhielt.

Wir saßen wieder im Chefarztzimmer, der mir wohl bekannten Stripteaselounge. Das Skript, aus dem ich referierte, hatte einen Umfang von neun DIN-A4-Seiten. Als der Herr Professor die Fülle meiner Stichworte entdeckte, tippte er eine SMS in sein Handy, während ich die Zeit nutzte, meinem Mann, mit dem ich für 19.30 verabredet war, abzusagen.

In einem letzten Versuch, die Gesprächssituation unter seine Führung zu bringen, regte der Professor an:

»Zeigen Sie doch einmal Ihre Brust!«

Sein Vorschlag war an dieser Stelle denkbar unpassend. Ich verwies ihn auf die Dokumentation aus der Fotoabteilung mit aktuellem Update vor wenigen Wochen.

Als Einleitung machte ich ihn darauf aufmerksam, dass in meine Ausführungen neben meiner Perspektive als Patientin auch meine Erfahrungen als niedergelassene Ärztin und einstige Assistenzärztin in vergleichbaren Kliniken eingeflossen seien, ich folglich manches mitbekommen habe, was anderen Patienten vielleicht nicht aufgefallen wäre.

»Ich bin hier, Herr Professor, um Ihnen Denkanstöße zu vermitteln, die möglicherweise einen Beitrag leisten zu verhindern, dass sich Vergleichbares zu dem, was ich erlebt habe, wiederholt. Nach aller Erfahrung muss ich davon ausgehen, dass ich kein Einzelfall bin.«

In den nächsten zwei Stunden ging ich mit ihm die gesammelten Eindrücke meiner Patientenkarriere durch. Ich beabsichtige nicht, meine ohnehin schon ausdauernden Leser mit einer redundanten Wiederholung all dessen zu langweilen, was sie in den vorangegangenen Kapiteln bereits lesen konnten, sondern werde mich auf die Schilderung des Gesprächsverlaufs beschränken.

Allem voran betonte ich meine Zufriedenheit mit dem Operationsergebnis seines Oberarztes PD Dr. Eibner, der vermutlich das Bestmögliche erzielt und damit die Ehre der Abteilung gerettet habe.

Dann stellte ich ausführlich die Problematik der Stripteaselounge mit Ledercouch dar, ging dabei im Zimmer auf und ab, um dem Klinikdirektor eine mögliche innenarchitektonische

Alternative zu demonstrieren. Noch war Professor Krayburg guter Dinge:

»Das hat mir noch niemand gesagt. Darüber habe ich mir noch nie Gedanken gemacht.«

Es folgte meine Kritik an seinem proaktiven Angebot der Operation und insbesondere einer Leistung, die er nicht beherrschte. Es schlossen sich die lückenhafte Aufklärung an und die fehlende Indikationsüberprüfung meiner Operation als eventuelle Behandlung zulasten der Krankenversicherung. Anschließend kam ich auf die chaotische Termingestaltung zu sprechen.

Als weiterer der präoperativen Eindrücke folgte das Szenario mit dem schimpfenden Oberarzt Dr. Franz Bauer. Professor Krayburg machte sich während des Zuhörens Notizen. An dieser Stelle zuckte er zusammen und ich sah seine feinen Gesichtszüge rot anlaufen und entgleisen, in seinem Blick war unverhohlener Zorn.

»Herr Bauer habilitiert sich gerade bei mir. Ich schätze ihn. Er ist der Einzige der Abteilung, der auch außerhalb der Klinik operieren darf.«

Ich konfrontierte ihn am Beispiel von Bauer mit meinen Zweifeln an seiner Kompetenz in Aspekten der Mitarbeiterführung.

»Für mich als Patientin ist es unzumutbar, mit den interpersonellen Konflikten Ihrer Abteilung belastet zu werden.«

Als ich mit dem Thema »Umstellungen« am Operationstag begann, wurde ihm offensichtlich unbehaglich und er lenkte freudig bei dem darauffolgenden Stichwort »Anzeichnungen« ein.

»Sie haben recht, ich hätte die Anzeichnungen selbst durchführen sollen.«

Auch meiner Kritik an seiner Gestaltung des Studentenkurses konnte er noch partiell beistimmen:

»Wir gehen inzwischen nicht mehr mit dem Studentenkurs zu den ästhetischen Operationen.«

Ich erinnerte an seine vielgestaltigen Manipulationsversuche, betonte jedoch gleichzeitig, wie sehr ich seinen freundlichen und höflichen Stil zu schätzen weiß und mehr noch, mir nur allzu bekannt ist, dass diese Umgangsformen gegenüber Patienten keineswegs selbstverständlich seien.

»Allerdings, Herr Professor, ein gut operierendes Raubein ist mir im Zweifelsfall lieber.«

Professor Krayburg konterte gekonnt:

»Am besten einer, der beides kann.«

Hier lachten wir beide. Im weiteren Verlauf meiner Ausführungen wurde die Atmosphäre endgültig kühler und der Professor immer stiller.

Versehen mit meinen kritischen Anmerkungen ging ich den Behandlungsverlauf weiter durch. Ich begann mit dem verspäteten Operationsbericht, es folgte der Nottermin anlässlich des beginnenden Bottoming-out, ich erinnerte an meinen Besuch bei Professor Vallecca und endete schließlich mit dem Treffen nach der Dreimonatsfrist. Noch waren die Fakten für den Professor nichts Neues.

Schließlich schilderte ich ihm meine investigativen Recherchen bis hin zu den telefonischen Interviews mit seinen Mitarbeitern, die mich im Stundentakt mit diametral widersprüchlichen Informationen versorgten. Es folgten die Schilderungen meiner abrechnungstechnischen Erkenntnisse aus dem Vortrag seines stellvertretenden ärztlichen Direktors.

Seit geraumer Zeit schrieb Professor Krayburg nicht mehr mit. Er hörte kommentarlos zu.

Nun kam ich zu einer ersten Zusammenfassung, nämlich der Aufstellung der Kosten und Schäden, die mir durch die Zweitoperation entstanden waren. Dazu konnte ich dem Professor ein Originalzitat aus dem Vortrag seines Stellvertreters vor den niedergelassenen Hausärzten vorlegen:

»Primum non nocere«, zuerst einmal nicht schaden.

Diese Worte von Hippokrates, des berühmten Arztes der Antike, präsentierte dort der stellvertretende Klinikdirektor seinem Auditorium als das Motto der Plastischen Chirurgie per se und im Speziellen als die Leitlinie der Abteilung von Professor Krayburg. Um meinem Zuhörer die Diskrepanz zwischen Anspruch und Wirklichkeit zu verdeutlichen, hatte ich die folgende Liste zusammengetragen, aus der die zusätzlichen Belastungen infolge der notwendig gewordenen Reoperation hervorgingen:

- 16 zusätzliche Termine, alle verbunden mit Wartezeiten: davon 9 x bei PD Dr. Eibner, 4 x zur Fotodokumentation, jeweils einmal Professor Krayburg, Anästhesie, internistische Untersuchung
- 4 kurzfristig abgesagte Termine, die somit ebenfalls meinen Terminkalender belastet hatten:
  davon 3 x bei PD Dr. Eibner, einmal zur Fotodokumentation

Weitere Folgen:
- Vollnarkose
- körperliche Einschränkungen über mindestens 14 Tage
- Schmerzen
- Schlafstörungen, da ich mindestens 4 Wochen nicht auf dem Bauch schlafen konnte
- 6 Wochen kein Sport und keine Sauna
- mindestens 3 Tage Verdienstausfall
- mein Ehemann als Krankenpfleger

Ergänzen konnte ich die Liste durch die Aufstellung des direkten finanziellen Schadens. Die zusätzlichen Kosten für die stationäre Pauschale, Narkose, eine internistische Untersuchung sowie die Folgekostenversicherung summierten sich auf rund 1250 Euro.

»Dieses, Herr Professor, sind also nur Aufwendungen und Anstrengungen, die für mich zusätzlich als Folge der Nachoperation angefallen sind. Von ›primum non nocere‹ kann folglich in meinem Fall nur schwerlich ausgegangen werden.«

Anschließend rechnete ich vor, wie die Kosten für mich ausgeschaut hätten, falls die Operation als Krankheitsbehandlung hätte durchgeführt werden können.

Die Stripteaselounge, in der wir tagten und deren Interieur ich an anderer Stelle bereits geschildert habe, war selbstverständlich mit Aircondition ausgestattet. Dennoch war nicht nur ich ins Schwitzen geraten. Ungerührt von den Schweißperlen auf der Stirn des Herrn Professor fuhr ich fort, indem ich zum Fazit kam. Ich führte aus, dass für mich die Erlebnisse in dieser Abteilung nicht vereinbar seien mit basalen Patientenrechten, fundamentalen medizinischen Grundsätzen sowie einer ethisch verantwortungsvollen Einstellung gegenüber Patienten.

Wie manch ein routinierter Redner hatte ich den wesentlichen Teil meiner Zusammenfassung ausformuliert, sodass ich diese meine Lesern hier wörtlich vorstellen kann:

»Ich fasse meine Überlegungen zusammen, Herr Professor Krayburg«, setzte ich zum Fazit meines Referats an und fuhr fort:

»Ich habe den Eindruck, dass ich von Ihnen zu einem ›Ausbildungsfall für Professor Krayburg‹ gemacht wurde, was ich als einen medizinischen Missbrauch betrachte. Das Operationsergebnis von PD Dr. Eibner belegt, dass ein qualifizierter Operateur mit einer differenzierten Operationstechnik bei mir ein sehr gutes Ergebnis erzielen kann. Sie hätten mit Ihren Oberärzten Dirk Eibner und Franz Bauer zwei kompetente Operateure gehabt. Dennoch wollten Sie selbst operieren, quasi ein Hands-on-Training an mir exerzieren, obwohl Sie diese Operation offensichtlich nicht ausreichend beherrschen.

Das Verhalten von Oberarzt Dr. Bauer war ethisch inakzeptabel. Ich erlaube mir sogar festzustellen, es war ein narzisstischer Missbrauch, mir gegenüber vielleicht sogar kriminell. Um Ihnen zu demonstrieren, wer in der Abteilung die Macht über die Brustoperationen hat, instrumentalisierte Ihr Oberarzt mich und meine Operation und provozierte damit deren Misslingen.

Niemand hat mir erzählt, was konkret abgelaufen ist. Ihr Oberarzt Bauer hat sich verraten und so weiß ich, dass er zu spät zur Operation gekommen ist. Ob er verschlafen hat, die U-Bahn verpasst hat, im Stau stecken geblieben ist ... es gibt zahlreiche Möglichkeiten. Irgendwie hat er passiven Widerstand geleistet.

Partiell kann ich übrigens OA Bauer verstehen, wenngleich in keiner Weise entschuldigen. Es untersteht Ihrer Verantwortung als Chefarzt, mit Ihren Oberärzten einen angemessenen Umgangsstil zu pflegen, der auf respektvoller Wertschätzung und Ausgleich von allen, damit auch ökonomischen Interessen, beruht.

Sie, Herr Professor Krayburg, tragen als Chefarzt die Verantwortung für den Vorfall. Auch wenn ich davon ausgehe, dass Ihnen am Operationstag die Situation entglitten ist.

Sie haben es unterlassen, die Differenzialindikation für meine Operation als medizinisch notwendige Krankheitsbehandlung gegenüber einer ästhetischen Lifestyle-Operation zu prüfen und haben mich noch nicht einmal über die Möglichkeiten einer Abrechnung auf dieser Basis informiert. Damit stellt sich mir die Frage, ob nicht vielleicht auch ein ökonomischer Missbrauch vorliegen könnte.«

Inzwischen war die Veranstaltung endgültig zu einem Monolog meinerseits geworden. Meinem Zuhörer war seit geraumer Zeit das Lachen vergangen und nun hatte es ihm auch noch die Sprache verschlagen.

Während ich kurz an einem Fläschchen Cola light nuckelte, das ich als Proviant mitgebracht hatte und der Professor begann, auf dem Lederfauteuil hin und her zu rutschen, schauten wir beide auf unsere Uhren.

»Ich weiß, Herr Professor, es ist schon spät. Es wird nicht mehr lange dauern. Ich komme jetzt zu meinem letzten Punkt.«

Der letzte TOP meines Referats hatte einige Überlegungen benötigt, geraume Zeit gekostet und einiges an Vorbereitungen mit sich gebracht.

Selbstverständlich hatte ich längst alle Rechnungen bezahlt. Separat liefen die Rechnungsstellungen seitens des Klinikums und der Anästhesie. Die Rechnung von Professor Krayburg über die Operationskosten war circa drei Monate nach der zweiten Operation eingegangen. Da ich die Operation in Anspruch genommen hatte und diese, wenngleich mit erheblicher Verspätung und für mich zusätzlichen Mühen zu einem zufriedenstellenden Ergebnis geführt hatte, betrachtete ich es nur als fair und gerecht, diese Leistung zu bezahlen.

Nicht gerecht und gerechtfertigt erschien mir hingegen, dass Professor Krayburg mit großer Selbstverständlichkeit mich die Kosten tragen ließ, die für Anästhesie und stationären Aufenthalt der Reoperation angefallen waren. Diese Haltung des Herrn Professor war in sich durchaus schlüssig. Schließlich hatte er mir gegenüber immer unausgesprochen zu verstehen gegeben, dass ich, die querulatorische Patientin, nicht zufrieden mit dem ersten Operationsergebnis war und daher die Wiederholungsoperation nur meiner Mäkeligkeit geschuldet war. Kein Wort, keine Geste, kein Ausdruck von Bedauern oder gar Mitgefühl.

Wo blieb die »Menschlichkeit«, die sich die »Deutsche Gesellschaft der Plastischen, Rekonstruktiven und Ästhetischen Chirurgen« zum Motto ihrer Jahrestagung 2012 gemacht hatte?

Nach allem, was Bauer und Krayburg zu verantworten und mir zugemutet hatten, empfand ich den Gedanken als inakzeptabel, ja sogar unmoralisch, dass die beiden sich an meinem Honorar für die Operation erfreuen könnten.

Was tun?

Das Klinikum hatte eine Ethikkommission, in der alle Abteilungen vertreten waren. Ich fragte bei dem Leiter des Komitees an, ob die Einrichtung bereit und in der Lage sei, eine Spende anzunehmen. Angesichts der Brisanz der Sachlage war ich bemüht, in dieser Angelegenheit auf meiner Seite ein möglichst großes Maß an Fairness walten zu lassen. Die Anfrage erfolgte deshalb meinerseits als »Anonyma«, nämlich unter verdeckter Telefonnummer und ohne Nennung meines Namens und der Namen aller Beteiligten. Ich wies nur darauf hin, dass es sich nach meiner Einschätzung als Ärztin und Patientin um einen ethisch nicht akzeptablen Vorfall handele.

Der Vorsitzende der Ethikkommission war überrascht, meinte, es sei eine ungewöhnliche, kreative und noble Geste, er müsse aber zunächst Erkundigungen einholen. Nach Überprüfung teilte er mir bei meinem erneuten Anruf mit, dass die Kommission eine zweckgebundene Spende entgegennehmen könne.

Nachdem der Abend fortgeschritten war, strahlte Professor Krayburg jetzt verständlicherweise ungeschminkte Ungeduld aus. Nun breitete ich vor ihm meine Überlegungen und den Stand der Vorbereitungen aus.

Der Ordinarius zuckte zusammen und wurde bleich:

»Sind Namen gefallen?«

»Nein, Herr Professor, ich versuche fair und entsprechend meinen moralischen Vorstellungen zu handeln. Daher habe ich gegenüber der Ethikkommission absolute Diskretion walten lassen. Ich bitte Sie, meine Gedanken auf sich wirken zu lassen und zu überdenken. Vorkommnisse wie meine Operation mit den dazugehörigen Umständen dürfen sich nicht wiederholen. Nach einem Vortrag gibt es häufig eine ›Take Home Message‹. Für Sie habe ich ein ›Take Home Proposal‹ vorbereitet:

Abzüglich des Anteils, der an das Klinikum abgeführt wird und demjenigen, der vermutlich dem allgemeinen Pool Ihrer Abteilung zugeflossen ist, mache ich Ihnen den Vorschlag, das Honorar in Höhe von 3000 Euro, das Sie von mir erhalten haben, als anonyme, zweckgebundene Spende an die Ethikkommission zu übermitteln. Außerdem schlage ich vor, den Betrag aus dem Pool, der Herrn Dr. Bauer zustehen würde, Herrn PD Dr. Eibner als demjenigen zukommen zu lassen, der das Honorar wirklich verdient hat.«

Ich bedankte mich für Zeit und Aufmerksamkeit und machte mich auf den Heimweg.

Kriminalrätsel

Meine Leser mögen den Eindruck gewonnen haben, dass sich mein Kriminalabenteuer auf die erste Operation und deren Hauptakteure Professor Krayburg und Oberarzt Bauer beschränkt hat. Kein Wunder, denn auch ich glaubte zunächst mit dem Abschluss der zweiten Operation an einen in jeder Hinsicht glücklichen Ausgang meiner Abenteuer.

Wie in einem echten Kriminalroman ergaben sich aber unerwartet neue Aspekte, die nochmals die Spannung steigen ließen und überraschend einen weiteren Akteur in das Zentrum meiner detektivischen Recherche stellten.

Das neue Kapitel meines Busenabenteuers, das ich im Folgenden als Denksportaufgabe anbieten kann, eröffnete sich mir erst zu einem Zeitpunkt, als ich meinen Abenteuerspielplatz Plastische Chirurgie verlassen hatte.

Der Berufsstand der Psychoanalytiker begründet seine Existenz auf dem Unerledigten in uns. Was wir nicht ausreichend mit uns geklärt, in uns verarbeitet und damit für uns befriedigend gelöst haben, neigt dazu, solange in uns zu rumoren und an unpassender Stelle auf sich aufmerksam zu machen, bis wir zu einem zufriedenstellenden Verständnis gelangt sind.

In der Tat gab es da in Zusammenhang mit meiner zweiten Operation eine offene Frage, die ich in meinen Memoiren bisher ausgespart habe. Angesichts des überzeugenden Resultats, meinem schönen Designerbusen, erschien diese Frage zunächst als eine Marginalie. In der Art und Weise, wie mein Zweitoperateur PD Dr. Dirk Eibner mit dieser Nebensächlichkeit umging, entwickelte diese jedoch eine Dynamik und bekam für mich doch noch eine Bedeutung.

Für meine interessierten Leser werde ich die vorliegenden

Indizien und Fakten auflisten mit der Bitte, ihre detektivischen Fähigkeiten, die sie als stille Teilhaber meiner Abenteuer in den vorangegangenen Kapiteln entwickeln konnten, nun in einem interaktiven Training zu nutzen.

Wer stand um den OP-Tisch, wie lange und an welchem Platz?

Wer hat bei dieser Operation mitgewirkt?

Wer hat tatsächlich operiert?

Wer hat die Haken gehalten?

Wie schon berichtet, hatte ich im Rahmen der beiden Vorbesprechungen für die Reoperation meinen neuen Operateur Dirk Eibner ausdrücklich darum gebeten, als Mitoperateur für diese Operation jeden, wen auch immer er wählen wolle, vorzusehen, nicht aber nochmals Professor Krayburg. Eibner hatte dieser Bitte nie widersprochen.

Auf meine Anfrage wurde mir am Tag vor der Operation vom Sekretariat Professor Krayburg folgender Operationsplan mitgeteilt:

»Operateur: OA PD Dr. Eibner, Assistenten: OA Dr. Bauer, Folkert, Ito.«

Beginn der Operation: 10.30 Uhr.

Als ich am Operationstag um 7 Uhr auf der Station eingetroffen war, lief kurz darauf Dr. Ito mit gesenktem Kopf und eiligem Schritt an mir vorbei ins Arztzimmer.

Wenig später wurde ich von meinem Operateur OA Eibner für die Anzeichnungen abgeholt und erfuhr, dass die Operation umgestellt sei und somit schon um 8 Uhr beginnen würde.

Nach der Operation kam am frühen Nachmittag Dr. Eibner mit zwei Assistenten zur Visite, einer davon Dr. Ito. Obwohl noch müde von der Narkose fragte ich sofort:

»Wer war bei der Operation dabei?«

Eibner antwortete:

»Ich und Bauer haben operiert.«

Ich ergänzte:

»Und Folkert sowie, um die Kontinuität zu wahren, Ito.«

Ich glaube mich recht genau zu erinnern, wie die beiden Assistenten, also auch Dr. Ito, ihren Oberarzt anblickten, der sich leicht von mir abwandte, einen Augenblick zum Fenster hinausschaute, etwas unsicher lachte und innehielt, bevor er sagte:

»Nein, nicht Ito. Es wurde umgestellt.«

War ich noch angeschlagen durch die Narkose oder wieder einmal nicht geistesgegenwärtig genug? Ich fragte an dieser Stelle nicht weiter. Eine leichte Irritation und die Erinnerung an genau diese Sequenz blieben zurück.

Wenige Tage nach der Operation begegnete ich nach meiner ersten Wundkontrolle Professor Krayburg auf dem Gang. Gut gelaunt, wie ich dieser Tage angesichts meines neuen Busens war, begrüßte ich ihn strahlend und erzählte, dass ich vor fünf Tagen operiert worden und alles bestens verlaufen sei. Entgegen seiner sonst so verbindlichen Art schaute Professor Krayburg nur merkwürdig und sagte nichts. Auch diese Impression blieb mir im Gedächtnis.

Circa acht Wochen nach der Operation, anlässlich eines Kontrolltermins, bat ich PD Dr. Eibner um den Operationsbericht. Ich hatte meinen Operateur einige Wochen nicht gesehen. Für den Fall, dass ich einen Bericht anfragte, den er vielleicht noch nicht geschrieben hatte, wollte ich ihm zuvor mit diesem Ansinnen nicht auf die Nerven gehen. In dem OP-Bericht war zu lesen:

»Operateur: OA PD Eibner, Assistenten: OA Bauer, Eder, 1 PJ plast. Chirurgie.«

Diese Konstellation versetzte mich in Erstaunen und löste wieder einmal zahlreiche Fragen aus. Es schien mir nicht plausibel, dass Dr. Ito, der bekanntlich bereits bei meiner ersten OP-Runde dabei gewesen war und als junger Assistent sicherlich gerne auch an dieser spektakulären Reoperation teilgenommen hätte, nicht wie vorgesehen mitgemacht haben sollte und kurzfristig durch einen Noname-PJ-Studenten ersetzt worden sein sollte.

Eine so spannende Operation wie diese, bei der noch dazu die beiden als Busenspezialisten anerkannten Oberärzte im Duett zusammen operieren sollten, stellte eine operative Seltenheit dar, bei der sicherlich auch manch einer der anderen Assistenzärzte der Abteilung gerne mitgewirkt hätte.

Wäre nicht gar bei einem PJ-Studenten, einem lernwilligem jungen Menschen, mit lästigen Fragen zu rechnen gewesen, beispielsweise, warum die Patientin, die vor acht Monaten bereits von Professor Krayburg operiert worden war, schon wieder mit ihrem Busen auf dem OP-Tisch lag?

Anlässlich meines folgenden Termins bei Eibner konfrontierte ich ihn mit diesen Überlegungen und meinte:

»Das fällt mir schwer zu glauben. Warum wurde umgestellt? Ich bitte Sie um Verständnis, dass nach meinen Erfahrungen mit der ersten Operation ›Umstellen‹ für mich zu einem Reizwort geworden ist, bei dem bei mir alle Lämpchen aufblinken.«

PD Dr. Eibner reagierte in schroffem Ton:

»Das kommt immer wieder vor, dass eine Operation und die Operateure kurzfristig umgestellt werden müssen. Ich war der Operateur, Bauer war dabei. Sie sind paranoid.«

Damit hatte er einen Volltreffer gelandet. Ich zuckte zusammen, zog den Kopf ein und schwieg. Als ausgebildete Psychiaterin mit dem Befund konfrontiert zu werden, an Verfolgungsideen zu leiden, lässt wohl den coolsten Vertreter meines Berufsstandes erschrecken.

Bis zum Abschluss meiner Behandlung bei Eibner habe ich diese Frage nicht mehr thematisiert. Dennoch spukten die Eindrücke ebenso wie die für mich nicht schlüssigen Umstände gelegentlich in meinem Kopf herum. Wenn ich meine Beobachtungen kombinierte und dabei Verstand und Intuition einsetzte, glaubte ich mir recht sicher zu sein, dass bei der Besetzung der Operation wieder getrickst worden war und irgendetwas nicht stimmte.

Dank meines inzwischen geschulten kriminalistischen Kombinationsvermögens und dem Riecher einer auch psychoanalytisch ausgebildeten Polizeihündin kam ich zu dem Ergebnis, dass Professor Krayburg in irgendeiner Weise an der spannenden Operation teilgenommen haben musste. Wenn die aufmüpfige Patientin ihm schon so viel Ärger bereitet hatte, hätte er nicht wenigstens die Kunstfertigkeit seiner Oberärzte miterleben und nicht zuletzt als der Ordinarius und Chefarzt die Kontrolle über diese Operation haben wollen …?

Im Grunde genommen war es schnurzpiepegal, ob der Herr Professor mitgewirkt hatte oder nicht. Eibner hatte operiert, Bauer war dabei, es zählte das Ergebnis. Ich war glücklich und zufrieden mit meinem Busen.

Trotz dieser pragmatischen Überlegung drängte sich mir von Zeit zu Zeit die Erinnerung an die geschilderten Eindrücke auf. In mir hallte Eibners Blitzdiagnose nach:

»Sie sind paranoid.«

Nicht nur die Frage, wer nun wirklich, wann, wie lange und in welcher Funktion am OP-Tisch stand, war für mich relevant. Jetzt ging es mir zusätzlich um mein Urteilsvermögen, also die Frage, ob mich Verstand und Intuition, auf die ich mich mit meiner 57-jährigen Lebenserfahrung im Regelfall verlassen konnte, hier im Stich gelassen hatten.

Es ging somit um Vertrauen und Zutrauen zu mir selbst, wenn nicht sogar um meine professionelle Urteilsfähigkeit als Psychiaterin und Psychoanalytikerin. Der Gedanke, dass ich mich in dieser Angelegenheit getäuscht haben könnte, beunruhigte. Welche Peinlichkeit vor PD Dr. Dirk Eibner, wenn ich mich in abstruses Misstrauen und somit abwegige Anschuldigungen gegenüber meinem Operateur hineingesteigert haben sollte!

Es ging aber auch um das Vertrauen zu meinem Operateur und darüber hinaus um ein basales Patientenrecht. Hatte ich als Patientin nicht gerade auch für den Zeitraum der Narkose, dem Zustand von maximalem Ausgeliefertsein und Hilflosigkeit, einen Anspruch auf Informationen und Zuverlässigkeit?

Was hatte sich abgespielt, während ich ahnungslos in der Narkose schlummerte? Was war möglicherweise entgegen meinem ausdrücklichen Wunsch bei der Besetzung der Operation verändert worden?

Mit dieser Fragestellung hatte ich mich als nächstes direkt an den fraglichen Hauptakteur Professor Krayburg gewandt. Dank meiner gewachsenen Erfahrung als Lady-Detective hatte ich einen Überraschungsangriff geplant. In meinem Referat für den Herrn Professor »Ethische Fragen der Plastischen Chirurgie« war als letzten TOP diese Frage gelistet.

Bekanntlich war der Abend schon fortgeschritten und es war nahezu 21 Uhr. Zu diesem Zeitpunkt war nicht nur ich als Vortragende ermattet, sondern es waren vor allem auch Kraft und Geduld des Ordinarius erschöpft. Wenn sich meine Leser an das vorangegangene Kapitel dieser Memoiren erinnern mögen, so hatte sich Herr Professor Krayburg soeben mein »Take Home Proposal« anhören müssen.

»Zum Abschluss, Herr Professor, habe ich noch eine allerletzte Frage. Eigentlich ist es schnurzpiepegal. Aber ich möchte es wissen. Herr Eibner wollte es mir nicht sagen. Es geht mir nur um meine Urteilsfähigkeit. Herr Professor, waren Sie bei der Reoperation im Dezember dabei?«

Professor Krayburgs Miene zeigte keine Regung. Er schaute mich einige Sekunden an, bevor er sagte:

»Ich operiere so viel, ich kann mich nicht genau erinnern. Vielleicht habe ich einmal vorbeigeschaut.«

Na also. Ein Mosaikstein mehr, der mein Bild vervollständigte.

Die Verdichtung der Beweise zu einem Gesamtgefüge machte mich sehr zufrieden. Also schien ich mich doch nicht getäuscht zu haben. Gleichzeitig, mindestens im gleichen Maße, sträubte ich mich gegen die Demontage der guten Meinung, die ich mir trotz seiner unbestrittenen Raubeinigkeit von meinem Operateur Dirk Eibner bewahrt hatte. Eigentlich wusste ich genug. Ich wollte es nur noch nicht wahrhaben.

An dieser Stelle möchte ich kurz innehalten und meine Leser, insbesondere die wissenschaftlich und medizinisch interessierten unter ihnen, bitten, ihre geschätzte Aufmerksamkeit auf ein merkwürdiges Phänomen zu richten: die Gedächtnisfunktionen der Plastischen Chirurgen.

Gerade habe ich berichtet, wie der Ordinarius und Chefarzt Professor Krayburg eine gewisse Unsicherheit in seinem Erinnerungsvermögen offenbaren musste. Zu meiner Bestürzung stellte ich bei näherer Überprüfung fest, dass nicht nur er, sondern nahezu alle Vertreter der Abteilung für Plastische Chirurgie, die sich um die Restaurierung meines Busens bemüht hatten, manifeste Störungen ihrer Gedächtnisleistungen aufwiesen.

Da gab es den jungen Funktionsoberarzt Dr. Weinberger, der sich von mir befragt an die Details der zweifellos ungewöhnlichen Umstellung meiner Operation nicht erinnern konnte.

Dann war da Oberarzt Dr. Franz Bauer, dem trotz anregenden Gesprächs und intensiver Auseinandersetzung mit dieser Fragestellung erst mit einer Latenz von zwei Stunden einfallen wollte, dass er überhaupt bei meiner Operation anwesend war.

Und sogleich werde ich erzählen müssen, dass mein geschätzter Reoperateur PD Dr. Dirk Eibner, dessen kognitive Leistungsfähigkeit ansonsten keinen Anlass zu Zweifeln bot, bedauerlicherweise sogar gravierende Defizite in seinem Erinnerungsvermögen hinsichtlich meiner Operation aufwies. Und das bei einem Mann in seinen allerbesten Jahren!

Sehr, sehr merkwürdig.

Sollte es sich hier um ein bislang noch nicht bekanntes Störungsbild von Synapsen und neuronalen Netzen im Gehirn von Plastischen Chirurgen handeln? Vielleicht die Folge einer toxischen Schädigung, die von der Kombination aus OP-Luft und plastisch-ästhetisch-rekonstruktiven Eingriffen, insbesondere an der weiblichen Brust, ausgelöst wird? Schließlich fällt auf, dass nur der Jüngste unter den Mitwirkenden, der Assistenzarzt Dr. Ito, der erst bei wenigen Operationen mitgemacht haben dürfte, sich an einer intakten, sofort abrufbaren Gedächtnisleistung erfreuen konnte. Hier könnte sich für die medizinische Forschung noch manch eine Aufgabe stellen: »Mnestische Störungen bei Plastischen Chirurgen in Korrelation zu der Häufigkeit von durchgeführten Brustoperationen.«

Einige Zeit später hatte ich den letzten Termin mit Eibner. In entspannter Atmosphäre stellte ich auch ihm die Frage:

»Eigentlich ist es schnurzpiepegal. Aber ich möchte es wissen. Es geht mir nur um mein Urteilsvermögen. Sie wissen, ich habe Ihnen niemals Fragen gestellt, von denen ich ausging, dass Sie diese nicht beantworten durften oder wollten. Auf diese Frage, glaube ich, habe ich jedoch ein Anrecht. War Herr Professor Krayburg bei der Operation im Dezember dabei?«

Oberarzt Dirk Eibner saß in einer für ihn charakteristischen Pose, den Kopf in die Hand gestützt, wie häufig mit nahezu regungslosem Pokerface vor mir. Jetzt rutschte er auf seinem Stuhl in eine aufrechte Haltung, lehnte sich zurück, hob Kopf und Kinn, fixierte mich und stellte in bestimmtem, ärgerlichem Ton klar:

»Wie ich Ihnen doch schon sagte: Ich und Bauer haben operiert. Er war nicht dabei.«

Ich saß als Patientin vor ihm und war in diesem Augenblick wieder einmal verunsichert und eingeschüchtert. Mein Operateur im weißen Arztkittel, in den Räumen der Ambulanz in seinem Herrschaftsgebiet, stellte für mich immer noch eine Autorität dar, von der ich mich beeindrucken und partiell paralysieren ließ. So entgegnete ich nichts und fragte nicht weiter.

Erst nach dem Gespräch fielen mir die zahlreichen Fragen ein, mit denen ich ihn ins Kreuzfeuer hätte nehmen können. Wieder war ich unsicher geworden. Sollte er doch recht haben?

Wenige Monate danach spielten mir der Zufall und das Deutsche Ärzteblatt einen Artikel zu, der sich mit den Abläufen der Anästhesie bei Operationen beschäftigte. Dabei zeigte sich, dass ich diese Frage für mich eben doch noch nicht geklärt und damit abgeschlossen hatte. Denn blitzartig fühlte ich mich durch den Begriff »Anästhesieprotokoll« alarmiert.

Ich Trottel! Warum hatte ich diese Möglichkeit zur Komplettierung meiner Beweissammlung noch nie in Betracht gezogen? Bereits bei der ersten Operation hätte ich auf diese Weise vielleicht manch einen Hinweis bekommen können. Rächten sich hier nochmals meine Jugendsünden? (Ich habe sie bereits in dem Kapitel »Abenteuerspielplatz mit Krimialambiente« gebeichtet, einmal genügt.) Hätte ich während des Studiums fleißiger Anästhesie gelernt und als PJ auch im Operationssaal mitgewirkt, wären mir diese Protokolle vielleicht geläufig gewesen.

Zu meiner Entlastung konnte ich mir nur zugute halten, dass ich meine Bekanntschaft mit der Abteilung für Plastische Chirurgie als Patientin begonnen hatte, nicht als Kriminalkommissarin. Etwas zornig dachte ich an meinen Freund Axel. Dieser hätte mich auf die Existenz von Anästhesieprotokollen hinweisen können, anstatt mir von seiner Lieblingsoper »Norma« vorzuschwärmen.

Drei Tage später lagen die Anästhesieprotokolle vor mir. Wenn ich die Krankenakten meiner Patienten auch nur annäherungsweise so sorgfältig führen würde, wie diese Protokolle penibel und akribisch ausgefüllt waren, könnte ich mit dem Standard des Qualitätsmanagements meiner Praxis sehr zufrieden sein.

Die vorliegenden Formblätter dokumentierten alle wesentlichen Körperfunktionen und durchgeführten Maßnahmen, die für den Verlauf einer Narkose relevant sind, also Blutdruck, Herzfrequenz, Atmung, laufende Infusionen, Beginn der Intubation, Ende der Beatmung et cetera … Die Namen der Anästhesisten, sowohl des Verantwortlichen als auch der durchführenden Assistenten, waren notiert. Eine gesonderte Rubrik sah den Namen des Operateurs vor. In dem Anästhesieprotokoll der ersten Operation fand ich an dieser Stelle notiert: »Krayburg, Bauer«. Bei genauem Hinschauen konnte man sogar erkennen, dass der Name »Bauer« ergänzt war, zwar in derselben Handschrift, aber offensichtlich nicht demselben Schreibduktus. Also entsprechend den mutmaßlichen Gegebenheiten, dass Bauer erst später zu der schon laufenden Operation dazugestoßen war. Das Protokoll für die zweite Operation nannte nur einen Namen: »Krayburg«.

Bald danach hatte ich einen Termin bei dem Oberarzt, der als der Verantwortliche auf dem Protokoll der Reoperation genannt war. Mein Anliegen war ungewöhnlich und ich kam zu einem Zeitpunkt, zu dem dieser Anästhesist vermutlich Hunderte von weiteren Narkosen durchgeführt hatte. Ein drahtiger Mann Ende 40, kühl und sachlich, der mich skeptisch musterte. Er war nicht unfreundlich, aber zurückhaltend.

»Professor Krayburg war bei dieser Operation dabei. Ich kann Ihnen aber leider nicht sagen, wie lange und in welcher Funktion.«

Es schien mir glaubhaft, dass er sich an keine Details erinnern konnte, auch keine Antwort auf die Frage wusste, warum kein zweiter Operateur genannt war. Mindestens dreimal bekam der Oberarzt von mir zu hören:

»Sind Sie sicher, dass Professor Krayburg bei der Operation anwesend war?«

»Was wollen Sie?«, fragte er mich, etwas ungehalten, ebenfalls mehrfach.

Mit knappen Worten erzählte ich die Hintergründe.

»Es geht mir um die Frage meiner Urteilsfähigkeit. War ich wirklich paranoid oder habe ich die Verhältnisse zutreffend eingeschätzt?«

Der Anästhesist zuckte einige Male nervös im Gesicht, ließ darüber hinaus keine weitere Reaktion erkennen.

»Wir können gerne einen Termin zu dritt mit Professor Krayburg arrangieren«, bot er an.

Ich bedankte mich für den Vorschlag und kündigte an, die neuen Erkenntnisse wie auch sein Angebot auf mich wirken zu lassen.

Noch einmal hielten mich mein Busen und diejenigen, die sich mit seiner Neugestaltung befasst hatten, gedanklich in ihrem Bann. Wäre es nicht ein hübscher Gedanke, den Plan des Anästhesisten ein wenig zu erweitern und zu einem Round Table einzuladen, an dem auch Oberarzt PD Dr. Dirk Eibner Platz nehmen dürfte?

Nachdem ich mir dieses Szenario genüsslich ausgemalt hatte, ließ ich von der Idee rasch ab. Unschwer wäre zu befürchten gewesen, dass dieses kleine Symposium wie das Hornberger Schießen hätte ausgehen können. Viel Geballer und Gedöns, ohne dass etwas dabei herausgekommen wäre, da sich die Herren in aufrichtigem Bedauern auf die viele seit der OP verflossene Zeit hätten berufen können. Falls die Herrschaften überhaupt zu diesem Meeting bereit gewesen wären.

An dieser Stelle führten mich meine Überlegungen jedoch zu komplexeren Betrachtungen. Wenn ich sämtliche mir zur Verfügung stehenden Details zusammentrug, hatte ich als Privatdetektiv durch meine erneute investigative Recherche ein zufriedenstellendes Ermittlungsergebnis erzielt. Das Ziel meiner Befragungen war also erreicht: Auf mein Urteilsvermögen war weiterhin Verlass. Wenige Stunden nach der Operation hatte ich bereits gemerkt, dass wieder irgendetwas faul war und hatte mich im Verlauf meiner weiteren Recherchen auch nicht von dem fragwürdigen Operationsbericht, der Diagnose eines Verfolgungswahns und den barschen Worten meines Operateurs nachhaltig irritieren lassen.

Wohlgemerkt: In diesem Zusammenhang war für mich die Frage von untergeordneter Bedeutung, wer, wann, in welcher Funktion, wie lange am OP-Tisch gestanden und sich mit meinem Busen beschäftigt hatte. Es ging um Wichtigeres: Mein Zutrauen in meine eigene Urteilsfähigkeit, also mein Selbstvertrauen und nicht zuletzt die Vertrauenswürdigkeit meiner behandelnden Ärzte.

Gleichwohl war es ein Pyrrhussieg. Denn der Preis war hoch. Die definitive Einsicht, dass nun auch mein geschätzter Zweitoperateur Dirk Eibner mehrfach versucht hatte, mich mit unrichtigen Informationen zu manipulieren und in die Irre zu führen, war erschreckend und kränkend.

Auch du, Brutus?

Grundsätzlich hatte ich für Eibners Situation Verständnis. Mit meiner Reoperation hatte er sich gegenüber seinem Chef Professor Krayburg auf höchst unsicheren Boden begeben. Ohne Rücksprache mit diesem hatte er mir damals die Zusage für die Operation erteilt, was man unschwer als Ausdruck mangelnder Loyalität und Solidarität zu seinem Ärztlichen Direktor interpretieren konnte.

Dieser Gedanke mag Eibner erst später gekommen sein. Denn im weiteren Verlauf dürfte ihm klar geworden sein, dass er sich in einem Spannungsfeld befand, nämlich auf der einen Seite zwischen den Verpflichtungen seinem Chef gegenüber und damit auch der Wahrung seiner eigenen Interessen, also seiner Position in der Abteilung und seiner Karriere, und auf der anderen Seite seiner Abenteuerlust als Chirurg einer operationstechnischen Challenge. In diesem Konflikt konnten von ihm weitere Aspekte wie die Bedürfnisse seiner Patientin nur als nachrangig berücksichtigt werden.

Als Ärztin, erfahren in den Strukturen einer Universitätsklinik, und als Psychoanalytikerin, vertraut mit der Analyse der Motive menschlichen Handelns, konnte ich mit dieser Interpretation die Geschehnisse verstehen. Allerdings auch nur das. Als Patientin war für mich sein Verhalten inakzeptabel.

Ich glaube sagen zu können, dass ich während meiner Patientenkarriere zu meinem Operateur Eibner ausschließlich freundlich, höflich und loyal gewesen war. Nun waren meine Verständnisbereitschaft und Geduld ausgeschöpft. Jetzt durfte er auch eine andere Seite von mir kennenlernen. Ich schickte ihm folgende E-Mail, an deren Wortlaut ich gründlich gefeilt hatte:

> Sehr geehrter Herr PD Dr. med. Dirk Eibner,
> gerne möchte ich Ihnen bei Ihren mnestischen Unsicherheiten hinsichtlich der o.g. Operation behilflich sein. Aus dem sehr sorgfältig erstellten Anästhesieprotokoll geht unmissverständlich hervor, dass Herr Professor Krayburg bei der Operation zumindest anwesend war. Freundlicherweise wurde mir dies auch seitens des verantwortlichen Anästhesisten bestätigt.
> Mit vorzüglicher Hochachtung

Das Spiel war aus? Keineswegs. Wenige Tage später erhielt ich von Eibner folgende Antwort:

> Sehr geehrte Frau …,
> Ihre E-Mail hat mich doch ziemlich neugierig gemacht, sodass ich Ihre Krankenakte angefordert habe, um Einsicht in das besagte Anästhesieprotokoll zu haben. Da steht in der Tat Professor Krayburg als Operateur, was im OP-Bericht nicht steht, und das irritiert mich sehr, es befremdet mich sogar. Ich kann Ihnen versichern, dass Herr Professor Krayburg zu keinem Zeitpunkt an der Operation teilgenommen hat, geschweige denn Hand angelegt hat. Ich werde nun nachfragen, ob in den Anästhesieprotokollen der »Privat-« oder »Selbstzahlerpa-

tienten«, unabhängig von wem sie operiert werden (in der Honorarvereinbarung der Plastischen Chirurgie steht jeweils der Name des Operateurs, denn es handelt sich um eine Vereinbarung zwischen Operateur und Patient) jeweils der Name des Klinikleiters oder aber des Operateurs steht. Diese Sache ist mir äußerst unangenehm, dennoch habe ich ein sehr reines Gewissen, was die Operation bei Ihnen angeht.

Gerade realisiere ich, dass ich doch persönlich eine Mail beantwortet habe.

Mit freundlichen Grüßen Ihr …

Wie vereinbart meldete ich mich nochmals bei dem Anästhesisten, um ihm mitzuteilen, dass für mich die Angelegenheit abgeschlossen sei und er die Unterlagen in das Archiv zurückschicken könne.

Er war sehr freundlich. Hatte er zwischenzeitlich Informationen eingeholt? Wer hat mehr Insiderkenntnisse über Operationen und Operateure als die Vertreter der Anästhesie, die als stumme Beobachter den OP-Szenarien beiwohnen?

»Da kam jemand von den Plastischen Chirurgen. Es war etwas nebulös.«

Ich fragte nicht weiter, schließlich wusste ich genug.

Vier Wochen wartete ich. Die Fakten waren übel genug. Als noch viel schlimmer empfand ich die Art und Weise, wie Eibner damit umging. PD Dr. Dirk Eibner hatte meine uneingeschränkte Anerkennung als Chirurg und hatte als jüngster Vertreter in der Führungsriege der Abteilung meine Schutzinstinkte ausgelöst. Im Umgang mit mir hatte er es allerdings schon einige Male an Sensibilität und Stil mangeln lassen. Mit etwas Bemühen und Kreativität hätte mein Operateur die Angelegenheit zu einem souveräneren Abschluss bringen können. Zum Beispiel durch ein Treffen zu dritt mit seinem Chef Krayburg und mir. Oder einer Antwort wie:

»Fragen Sie mich das bitte nicht.«

Oder mit einem kurzen Anruf:

»Tut mir leid, ich unterliege Verpflichtungen.«

Oder, oder, oder ... Er hätte nichts verraten, ich hätte alles verstanden. Die Mogeleien hätte ich verziehen. Für den würdelosen Stil brachte ich keinerlei Verständnis auf. Als Operateur meines Busens hatte Eibner von mir höchstes Lob bekommen. Über meine Einschätzung seiner Soft Skills, der sozialen, menschlichen und ethischen Kompetenz, schweige ich mich aus.

Schon in den vorangegangenen Kapiteln meiner Abenteuer habe ich mich in der Abteilung von Professor Krayburg manchmal wie eine Idiotin behandelt gefühlt.

Für wie blöde, naiv, manipulierbar hielt man mich hier eigentlich? Glaubte man gar, von dem desolaten Zustand meines Busens, in dem ich diesen den Herren Krayburg und Eibner überantwortet hatte, auf den Zustand meines Gehirns schließen zu können? Glücklicherweise beschränken sich die Falten und Furchen meines Großhirns auf die Gyri, die von der Anatomie dort vorgesehen sind. Ich verfüge somit über durchaus funktionstüchtige kognitive Funktionen. Hatten denn in dieser Abteilung die Grundmaximen von ärztlichem Berufsethos und Arzt-Patienten-Beziehung keine Gültigkeit?

An dieser Stelle musste auch mein Mann wieder einmal herhalten. Da ich ihm über die ewigen Variationen zum Thema »Mein Busen« hinaus nun sogar herausragende Neuigkeiten bieten konnte, hörte er wieder aufmerksam zu und meinte schließlich kühl und pragmatisch:

»Derartige Diskrepanzen zwischen Operationsbericht, Anästhesieprotokoll und den kommunizierten Informationen müssen von der Klinikleitung geklärt werden.«

Er hatte recht. Im Zeitalter von Qualitätsmanagement in allen Bereichen der Medizin waren diese Unstimmigkeiten mit dem Standard einer Universitätsklinik nicht vereinbar.

Ich hätte PD Dr. Dirk Eibner einigen Ärger bereiten können. Das wollte ich nicht. Abgesehen von der Befriedigung meiner primitiven Rachegelüste hätte niemand daraus Nutzen gezogen. Mein ambitionierter Operateur war sicherlich noch nicht auf der letzten Station seiner angestrebten Karriere angekommen und ich wollte ihm seine Existenz in dem Haifischbecken von konkurrierenden Kollegen nicht noch schwerer machen. So schrieb ich ihm folgende Mail:

> Sehr geehrter Herr PD Dr. med. Dirk Eibner,
> Ihre Mail hat mich sogar sehr neugierig gemacht und so warte ich immer noch auf das Ergebnis Ihrer Nachfrage. Allerdings bin ich auch dieses Mal trotz komplexen Sachverhalts und divergierenden Informationen aufgrund meiner eigenen Recherche in der Lage gewesen, zu einem für mich ausreichend plausiblen Ergebnis zu gelangen. Daher verzichte ich auf eine Forderung nach weiterer Klärung durch die Leitung des Klinikums.
> Schade.
> Mit vorzüglicher Hochachtung

Der Rest blieb Schweigen.

Finale

Einige Monate später hatte ich Busenoperationen, Krayburg, Eibner und alles, was dazugehört, endlich abgeschlossen. Ich beschäftigte mich nicht mehr mit diesem Thema.

Allerdings erinnert mich bis heute nahezu täglich etwas an meine Abenteuer in der Plastischen Chirurgie: die Waage. Den Busen meiner Jugend dürften neben meiner unglücklichen Konstitution und den genetischen Erbschaften auch meine zu häufigen Gewichtsschwankungen, wenngleich nur um einige Kilo, ruiniert haben.

Von niemandem und nirgendwo konnte ich eine klare Angabe darüber erhalten, welche auch nur vorübergehende Gewichtszunahme ich mir leisten kann, ohne das Produkt der vielfältigen Bemühungen zu gefährden. Lediglich der Plastische Chirurg Professor Edvin Turkof warnt in seinem Patientenratgeber »Brustverkleinerung« (Turkhof / Sonnleitner 2010) sehr nachdrücklich:

»Bereits geringe Gewichtsschwankungen (3–4 Kilogramm) können die Größe der Brust und damit das Ergebnis einer Brustverkleinerung deutlich beeinflussen.« Es heißt, dass Frauen grundsätzlich dazu neigen, das, was sie irgendwann einmal an der Brust zugenommen haben, dort weniger als an anderen Körperregionen wieder abzunehmen, besonders dann nicht, wenn man wie ich eine entsprechende genetische Veranlagung hat. Über die Folgen dieser unglückseligen Disposition habe ich bereits im ersten Kapitel geklagt.

Jahrzehntelang hatte ich mich konsequent dagegen gewehrt, wie zahlreiche andere Frauen in Gewichtshysterie zu verfallen und mich der Tyrannei einer Waage zu beugen. Hosen und Gürtel waren mir Maßschnur genug. Seit meinen letzten Brustoperationen habe ich den morgendlichen Schritt auf die

Waage, ähnlich dem Zähneputzen, in meine Alltagsroutine implementiert. Wehe, die Waage weist für mehr als zwei Tage ein Ergebnis auf, das über dem von mir festgelegten Limit liegt. Dann ist nicht nur meine Stimmung gedrückt, sondern vor allem mein Kalorienbudget reduziert.

Zum Verständnis muss ich meinen Leserinnen – diese Frage beschäftigt tatsächlich nur meine weibliche Leserschaft – dazu noch Folgendes erklären: Tatsächlich habe ich einen »breiten Brustansatz« und neige dazu, am Oberkörper, in der Höhe von Brustansatz über die Achselhöhlen bis zum Rücken, kurzfristig deutlich sichtbar Wasser und gegebenenfalls Fett einzulagern. Das ist eine besondere körperliche Konstitution, inzwischen vielleicht in Kombination mit den Folgen von nunmehr drei Brustoperationen. Diese speziellen Gegebenheiten lassen mich lieber ein wenig zu vorsichtig sein, treffen also nicht auf jede Frau nach einer Mammareduktion zu.

Nach der über zweistündigen Soiree bei Professor Krayburg über »Ethische Fragen der Plastischen Chirurgie« hatte ich mich bei ihm in einer kurzen E-Mail für den Termin und seine Aufmerksamkeit bedankt. Er schrieb zurück: »… Ich denke, wir haben beide voneinander gelernt.« Was sollte ich von ihm gelernt haben?

Mit meinem Referat und zum Abschluss dem »Take Home Proposal« war für mich die Angelegenheit Krayburg zum Abschluss gebracht. Gleichwohl interessierte mich, ob die Ethikkommission die empfohlene Spende erhalten hatte.

Wieder meldete ich mich bei dem Vorsitzenden des Ethikkomitees telefonisch als »Anonyma« und erfuhr, dass bis dato noch keine Spende eingegangen sei. Der Vorsitzende der Kommission, ein Lehrstuhlinhaber, war entgegenkommend und freundlich. Unter Berücksichtigung der Diskretion, die ich weiterhin wahrte, zeigte er behutsam Interesse an den Hintergründen der vorgesehenen Spende und gab mir vorsichtig zu bedenken:

»Sie sind der Meinung, es handelt sich um eine Missachtung von Grundfragen der ärztlichen Ethik. Sind Sie sicher, dass Sie ein Einzelfall sind? Wollen Sie vielleicht vor der Ethikkommission darüber berichten?«

Ich verwies nochmals auf meine freiwillige Zusage hinsichtlich Diskretion und wir verblieben, dass der Ethikkommissar Nachforschungen einleiten werde, ob eine anonyme Spende versehentlich irgendwo in der Buchhaltung des Klinikums hängen geblieben sei.

Die Worte des Vorsitzenden der Ethikkommission hallten in mir nach. Er hatte recht. Tatsächlich würde ich es mir und Professor Krayburg zu leicht machen, wenn ich die Angelegenheit mit dem Proposal bewenden ließe, ohne mich weiter um dessen Umsetzung zu kümmern.

Professor Krayburg mochte dank unserer Unterredung einige ungemütliche Stunden gehabt haben. Ob er darüber hinaus bereit wäre, aus meinen Kritikpunkten Konsequenzen für sein weiteres ärztliches Handeln zu ziehen, war ungewiss. Nur so könnten zukünftig andere Patienten von meinen Erfahrungen und Bemühungen profitieren. Die Spende an die Ethikkommission wäre eine in ihrer Aussagekraft eindeutige symbolische Handlung, mit der Professor Krayburg neben Verständnis für die Problematik auch seine Bereitschaft zu tatsächlichen Folgerungen zeigen könnte.

Ich rief wieder bei dem Leiter der Ethikkommission an. Bei der Kommission war keine anonyme Spende eingegangen. Diese Nachricht überraschte mich nicht allzu sehr. In den vielfältigen Begegnungen hatte ich mir ein Bild von Herrn Professor Krayburg machen können.

War ich tatsächlich so naiv gewesen zu glauben, dass der Herr Professor, Klinikdirektor und Ordinarius, sich die Empfehlung einer piesepopeligen Patientin zu Herzen nehmen würde?

Okay. Jetzt handelte ich.

Ich schickte ihm einen Brief, keine E-Mail, sondern einen diskret verschlossenen Brief, adressiert an »Herrn Professor Dr. med. August Wilhelm Krayburg, persönlich«. Darin erinnerte ich an unser Gespräch, die Einzelheiten des »Take Home Proposals« und endete mit folgenden Zeilen:

> Ihre Umsetzung meines Proposals ist für mich unverzichtbar. Ich betrachte diese als Ausdruck von Einsicht und Bedauern, Respekt gegenüber basalen Patientenrechten und damit Ihrer Bereitschaft, zukünftig mehr Verantwortungsgefühl und ethisches Bewusstsein im Umgang mit Ihren Patienten zu zeigen. Nach dem … werde ich mich an meine freiwillige Zusage vom … hinsichtlich Diskretion nur noch im Falle Ihrer Umsetzung meines Proposals gebunden fühlen.

Zu meiner Überraschung erhielt ich nach wenigen Tagen eine kurze E-Mail, in der mich Herr Professor Krayburg informierte, dass er nicht bereit sei, meine Vorschläge umzusetzen.

Mein weiteres Vorgehen hatte ich bereits geplant. Ich arbeitete eine Kompaktversion meiner Erlebnisse aus, die aus Rücksicht auf meinen Zweitoperateur PD Dirk Eibner das »Kriminalrätsel« ausklammerte. Aus OP-Berichten, den Rechnungen und der Fotodokumentation erstellte ich eine Dokumentationsmappe.

Bereits für die folgende Woche bekam ich einen Termin bei dem Ärztlichen Direktor des gesamten Klinikums, also bei der höchsten ärztlichen Instanz des Universitätsklinikums. Dieser hörte mir über eine Stunde aufmerksam zu und teilte mir einige Tage später in einem Brief mit, dass er meine Kritikpunkte ausführlich mit Herrn Professor Krayburg besprochen und mit diesem sein Verhalten reflektiert habe.

Er versicherte mir, dass er weiterhin »ein Auge darauf haben« werde.

Bald danach hatte ich ein persönliches Treffen mit dem Leiter der Ethikkommission. Auch er nahm sich viel Zeit und ließ sich mein Kriminalabenteuer in allen Einzelheiten schildern. Er sagte:

»Eine unglaubliche Geschichte. Schreiben Sie ein Buch.«

Medizinisches Glossar

adipös: dicklich, fettleibig

aggravierend: schwerwiegender machen, verschlimmern

anorektisch / Anorexie: magersüchtig, Magersucht

Antibiotikum: chemisches Medikament zur Behandlung von bakteriellen Infektionen

Botox: Botulinumtoxin, in der Ästhetischen Medizin zur Faltenglättung eingesetzt

Bottoming-out: Durchsacken der Brust, auch Pseudoptosis

Cellulitis: Orangenschalenhaut, durch Veränderung im Bindegewebe von Frauen besonders an den Oberschenkeln

Defizit: Ausfall, Ausfallerscheinung

Dermatologie / dermatologisch: Lehre von den Hautkrankheiten

Dog-Ears: Hautüberschuss oder -wülste an den Enden von Narben nach Straffungsoperationen

Dormicum: ultraschnell wirkendes Schlafmittel

Drainage: Ableitung einer krankhaften Ansammlung von Flüssigkeit, beispielsweise Absonderungen aus Wunden

Dysmorphophobie: gestörte Wahrnehmung des eigenen Körpers

Enhancement: Verstärkung, Verbesserung

Epilation: Verfahren zur Entfernung von Körperhaaren

explorieren / Exploration: in der Psychiatrie einen Patienten eingehend befragen

Exsudat: Austritt von Flüssigkeit aus den Blut- und Lymphgefäßen

Fettgewebsnekrose: Veränderungen, Absterben von Zellen im Fettgewebe

Genetik / genetisch: Vererbungslehre, durch Vererbung voneinander abhängig

Glabella: unbehaarte Stelle zwischen den Augenbrauen

Gyrus (Plural: Gyri): Windungen des Großhirns

Herzfrequenz: Anzahl der Herzschläge pro Minute

Hyaluron(säure): wird in der Ästhetischen Medizin zur Faltenunterspritzung, Modellieren von Gesicht und Lippen verwendet

Hypertrophie / hypertroph: Vergrößerung eines Gewebes oder Organs durch Zunahme

Indikation: Grund für den Einsatz einer medizinischen Maßnahme

Infektion: Ansteckung

Intubation: röhrenförmiges Gerät in der Luftröhre für die künstliche Beatmung in der Narkose

Jugulum: Drosselgrube / Drosselrinne, Grube zwischen den Schlüsselbeinen

Karzinom: Krebserkrankung

Klimakterium: Wechseljahre

Kognition / kognitiv: Prozesse, die mit Erkennen zusammenhängen, z.B. Wahrnehmung, Gedächtnis, Informationsverarbeitung

lateral: seitlich

Lipolyse: Fettauflösung (in Ästhetischer Medizin)

Liposuktion: Absaugen von Fettansammlungen

Mamille: Brustwarze

Mamillen-Areola-Komplex (MAK): Brustwarze und Warzenhof

Mammakarzinom: Brustkrebs

Mammareduktion: Brustverkleinerung

Mammareduktionsplastik: chirurgische Maßnahme zur Verkleinerung der Brüste

medial: mittelwärts, nach der Mittelebene des Körpers zu gelegen

mnestisch: das Gedächtnis betreffend

narzisstisch: eigensüchtig, selbstbezogen; selbstwertregulierend

Nekrose / nekrotisieren: Tod einer Zelle, Absterben von Zellen

Neuron / neuronal: Nervenzelle

paralysieren, paralysiert: lähmen, gelähmt

paranoid: unter einem Verfolgungswahn leidend

Physis: Körper, körperliche Beschaffenheit

postklimakterisch: nach den Wechseljahren

postoperativ: nach der Operation

präoperativ: vor der Operation

Pseudoptosis mammae: Durchsacken der Brust, auch Bottoming-out, »Pseudohängebusen«

Reduktionsplastik: Operationsmethode zur Verkleinerung eines Organs

Reduktionsvolumen: Umfang der Verringerung

Rekonstruktion: Wiederherstellung von Körperteilen in Aussehen und Funktion

Reoperation: erneute Operation an der gleichen Stelle

Resektion: Entfernung eines Organteils

Senologie / senologisch: Lehre von den Erkrankungen der weiblichen Brust

Sensibilität: Wahrnehmung verschiedener Reize über Nerven

Sonografie: Ultraschalldiagnostik

Sternum: Brustbein

Synapse: Umschaltstelle für die Erregungsübertragung von einem Neuron auf ein anderes oder ein Organ

Thrombose: Verschluss von Arterien, Venen oder Herzhöhle durch Blutgerinnung

T-Schnitt: Schnittführung bei Brustverkleinerungsoperation, bei der ein umgekehrtes T vom Brustwarzenhof zur Unterbrustfalte führt

Varizen: Krampfadern

Vegetatives Nervensystem: Gesamtheit der Nerven, die dem Einfluss des Willens und dem Bewusstsein nicht untergeordnet sind

Literaturverzeichnis und Quellen

Artikel: Es werde Licht. In: Süddeutsche Zeitung, 8./9.5.2013

Artikel: »Hier sitze ich und forme Menschen«. In: SPIEGEL 41, 8.10.1079

Borkenhagen A, Preis S, Brähler E, Veränderungen von Körperbild und gesundheitsbezogener Lebensqualität im Verlauf einer Brustreduktionsplastik. In: Zeitschrift für Klinische Psychologie, Psychiatrie und Psychotherapie 2004 Jhrg. 52 (3), 252–264

Borkenhagen A, Der Natur nachgeholfen, Gehirn & Geist, 1, 2011, 30–36

Christl, K, Mein Leben mit Doppel E, Spielberg Verlag, Regensburg, 2010

Fatemi, A, Einmal J. Lo's Po, bitte, EGMONT Vgs, Köln, 2009

Fiebig, D M, Nicht der Schönheit wegen, pdk Verlag, Berlin, 2011

Gabka, CJ, Bohmert, H, Plastische und Rekonstruktive Chirurgie der Brust, Georg Thieme Verlag, Stuttgart, 2006

Giunta, RE, Schmidt-Tintemann U, Handchir Microchir plast Chir 2013; 45(4): 191–192

Kettner, M, Wunscherfüllende Medizin: Ärztliche Behandlung im Dienst von Selbstverwirklichung und Lebensplanung, Campus Verlag, Frankfurt, 2009

Korzak, D, Forschungsprojekt Schönheitsoperationen: Daten, Probleme, Rechtsfragen, GP Forschungsgruppe München, 2007

Koy, A, Schönheitsoperation – mein Körper sagt mir wer ich bin, Buch und Media, München, 2005

Mang, W, Verlogene Schönheit, Wilhelm Goldmann Verlag, München, 2010

Margraf, J, Meyer AH, Lavallee KL, Well-Being from the Knife? Psychological Effects of Aesthetic Surgery. In: Clinical Psychological Science, www.cpx.sagepub.com, online 4.3.2013

Olbrisch, RR, Indikation zur Reduktionsplastik aus plastisch-chirurgischer Sicht

Presseinformation: Warum sich Menschen unter das Messer legen, Ruhr Universität Bochum, 11.3.2013

Pschyrembel, Klinisches Wörterbuch, De Gruyter Verlag, Berlin/Boston, 2013

Dr. R. Kaden Verlag, 5. Jg., Heft 1, 2006, Seiten 11–24

Rohde-Dachser, C, Im Dienste der Schönheit. Zur Psychodynamik schönheits-chirurgischer Körperinszenierungen. In: Psyche – Zeitschrift für Psychoanalyse und ihre Anwendungen, 61. Jg., Heft 2, 2007, Seiten 97–124

Sattler, G, Rüdiger, M, Auf der anderen Seite des Spiegels, Droemer Verlag, München, 2008

Sendung: Gesundheitsgespräch Die Chirurgie der Seele, Bayerischer Rundfunk, 29.9.2011

Stark, GB, Ästhetische Chirurgie. Ethische Aspekte aus Sicht des Facharztes für Plastische Chirurgie. In: Zeitschrift für medizinische Ethik, 2006, Heft 2, Seiten 103–114

Turkhof, E, Sonnleitner, E, Brustverkleinerung, Wilhelm Maudrich Verlag, Wien, 2010

Villa, PI (Hg.), schön normal: Manipulationen am Körper als Technologien des Selbst, transcript Verlag, Bielefeld, 2008

Wiesing, U, Die ästhetische Chirurgie. Eine Skizze der ethischen Probleme. In: Zeitschrift für medizinische Ethik, 2006, Heft 2, Seiten 139–154

Ziob, B, Körperinszenierungen – Das veräußerte Selbst. In: Psyche – Zeitschrift für Psychoanalyse und ihre Anwendungen, 61. Jg, Heft 2, 2007, Seiten 125–136

Websites (Stand 9 / 2013)

Fachgesellschaften mit für Patienten hilfreichen Websites:

Deutsche Gesellschaft der Plastischen, Rekonstruktiven und Ästhetischen Chirurgen
(DGPRÄC)
www.dgpraec.de

Deutsche Gesellschaft für Ästhetisch-Plastische Chirurgie
(DGÄPC)
www.dgaepc.de

Vereinigung der Deutschen Ästhetisch-Plastischen Chirurgen
(VDÄPC)
www.vdaepc.de

Österreichische Gesellschaft für Plastische, Ästhetische und Rekonstruktive Chirurgie
(ÖGPÄRC)
www.plastischechirurgie.org

Schweizer Gesellschaft für Plastische, Rekonstruktive und Ästhetische Chirurgie
(SGPRAC / SSCPRE)
www.plastic-surgery.ch

International Society of Aesthetic Plastic Surgery
(ISAPS)
www.isaps.org

Zitierte Websites (Stand 9 / 2013)

Acurakliniken Niederlande
www.acuramc.de

Klinik AUF DER KARLSHÖHE
www.dr-fitz.de

Dr. med. Stephan Düchting
www.praxisklinik-duechting.de

Groupon
www.groupon.de

med.aesthetic Privatklinik
www.medaesthetic.de

Medical One
www.medical-one.de

Medikos Plastische und Ästhetische Chirurgie
www.medikos-aesthetik.de

Proaesthetic
www.proaesthetic.de

Mehr zum Thema Schönheitsoperation

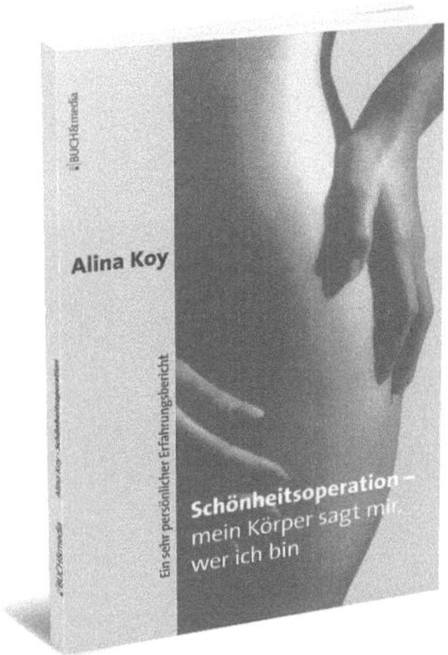

Alina Koy

Schönheitsoperation – mein Körper sagt mir, wer ich bin

Ein sehr persönlicher Erfahrungsbericht

92 S., Paperback, ISBN 978-3-86520-144-7, € 9.90

Die Autorin beschreibt in diesem sehr persönlichen Erfahrungsbericht eine vier Jahre zurückliegende Schönheitsoperation. Sie berichtet von dem starken Leidensdruck, der sie zu der Operation veranlasste, von der seelischen Not im Vorfeld des Eingriffs. Neben praktischen Hinweisen zur Vorbereitung auf eine solche Operation – Arztsuche, Operationsmethoden, Informationsbeschaffung, Verhalten am Arbeitsplatz usw. – erläutert sie vor allem die positiven Auswirkungen ihrer Operation. Sie möchte mit ihrem Bericht anderen Betroffenen Mut machen, sich ihren Ängsten und Zweifeln zu stellen. Die Verfasserin wurde bei fachlichen Fragen unterstützt von einem Facharzt für Plastische Chirurgie.